常见骨科
临床疾病治疗进展

主编 胡瑞花 石连科 秦 军 白洪勇

　　　 胡世祥 潘朝晖 于文杰

上海科学普及出版社

图书在版编目（CIP）数据

常见骨科临床疾病治疗进展／胡瑞花等主编. —上海：上海科学普及出版社，2022.12
ISBN 978-7-5427-8345-5

Ⅰ.①常… Ⅱ.①胡… Ⅲ.①骨疾病–诊疗 Ⅳ.①R68

中国版本图书馆CIP数据核字（2022）第243633号

统　　筹　张善涛
责任编辑　陈星星
整体设计　宗　宁

常见骨科临床疾病治疗进展

主编　胡瑞花　石连科　秦　军　白洪勇
胡世祥　潘朝晖　于文杰

上海科学普及出版社出版发行
（上海中山北路832号　邮政编码200070）
http://www.pspsh.com

各地新华书店经销　　山东麦德森文化传媒有限公司印刷
开本　710×1000　1/16　印张 12.5　插页 2　字数 224 400
2022年12月第1版　　2022年12月第1次印刷

ISBN 978-7-5427-8345-5　定价：128.00元
本书如有缺页、错装或坏损等严重质量问题
请向工厂联系调换
联系电话：0531-82601513

编委会

主　编

胡瑞花（临沂市人民医院）

石连科（济宁市第二人民医院）

秦　军（昌乐齐城中医院）

白洪勇（聊城市中医医院）

胡世祥（德州市陵城区人民医院）

潘朝晖（中国人民解放军陆军第八十集团军医院）

于文杰（乳山市人民医院）

副主编

周长礼（梁山县人民医院）

贾成宏（山西晋城市中医医院筹建事务中心）

马　强（聊城市传染病医院）

张董喆（河南中医药大学）

徐纪峰（沂源县中医医院）

李延刚（临清市人民医院）

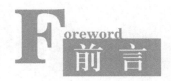

前言

　　骨关节疾病是危害人类健康的常见疾病之一。近年来,在众多医师的努力下,关于骨关节疾病的研究取得了很大的进步,对骨科疾病的认识和治疗起到了很大的促进作用。随着现代医学的迅猛发展,骨科领域的诊断与治疗也发生了巨大的变化,骨科学的发展日新月异,基础理论研究日益深入,临床治疗新方法层出不穷,新材料、新器械也屡见不鲜,临床医师必须不断学习新知识才能对疾病做出准确的判断。为了适应这种发展,让初入骨科领域的同道对目前的学科发展有一个较全面的认识和学习,我们特组织编写了《常见骨科临床疾病治疗进展》这本书,希望本书能够起到一个抛砖引玉的作用,使各位读者能够从中受益。

　　本书主要总结骨科学领域里各种疾病诊断、治疗和预后方面的经验,以期规范诊疗过程,减少临床工作中的失误。本书主要讲解了肩部及上臂损伤、肘部及前臂损伤、腕部及手部损伤、髋部及大腿损伤、膝部及小腿损伤等各种骨科疾病,并重点论述了其临床表现、相关检查、诊断、鉴别诊断、治疗方法、预后等。本书内容翔实、图文并茂,强调临床实用性和诊疗思维的活跃性,力争让读者通过查阅本书了解骨科疾病的专业理论、诊疗策略及学科发展的前沿问题,为下一步工作奠定基础。本书适合各级医院的骨科医师阅读使用。

　　本书尽可能多地涉及骨科学领域的课题,从不同角度展示其诊疗过程及研究进展,目的是激发读者的求知欲,希望能为他们的学习和研究抛砖引玉。

由于骨科领域的基础理论及实际问题涉及范围非常广泛，又非常细致，知识更新迅速，且经验有限，故书中可能存在疏漏、重复之处，恳请广大读者见谅，并望批评指正。

《常见骨科临床疾病治疗进展》编委会
2022 年 9 月

Contents 目 录

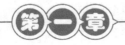

骨科学基础

第一节 骨的构造和生理学

一、骨组织细胞

骨组织是一种特殊的结缔组织,是骨的结构主体,由数种细胞和大量钙化的细胞间质组成,钙化的细胞间质称为骨基质。骨组织的特点是细胞间质有大量骨盐沉积,即细胞间质矿化,使骨组织成为人体最坚硬的组织之一。

在活跃生长的骨中,有 4 种类型细胞:骨祖细胞、成骨细胞、骨细胞和破骨细胞。其中骨细胞最多,位于骨组织内部,其余 3 种均分布在骨组织边缘。

(一)骨祖细胞

骨祖细胞或称骨原细胞,是骨组织的干细胞,位于骨膜内。胞体小,呈不规则梭形,突起很细小。核椭圆形或细长形,染色质颗粒细而分散,故核染色浅。胞质少,呈嗜酸性或弱嗜碱性,含细胞器很少,仅有少量核糖体和线粒体。骨祖细胞着色浅淡,不易鉴别。骨祖细胞具有多分化潜能,可分化为成骨细胞、破骨细胞、成软骨细胞或成纤维细胞,分化取向取决于所处部位和所受刺激性质。骨祖细胞存在于骨外膜及骨内膜贴近骨组织处,当骨组织生长或重建时,它能分裂分化成为骨细胞。骨祖细胞有两种类型:定向性骨祖细胞(determined osteogenic precursor cells,DOPC)和诱导性骨祖细胞(inducible ostegenic precursor cells,IOPC)。DOPC 位于或靠近骨的游离面上,如骨内膜和骨外膜内层、骨骺生长板的钙化软骨小梁上和骨髓基质内。在骨的生长期和骨内部改建或骨折修复,以及其他形式损伤修复时,DOPC 很活跃,细胞分裂并分化为成骨细胞,具有蛋白质分泌细胞特征的细胞逐渐增多。IOPC 存在于骨骼系统以外,几乎普遍存在于结缔组织中。IOPC不能自发地形成骨组织，但经适宜刺激，如骨形态发生蛋白或尿道移行上皮细胞诱导物的作用，可形成骨组织。

（二）成骨细胞

成骨细胞又称骨母细胞，是指能促进骨形成的细胞，主要来自骨祖细胞。成骨细胞不但能分泌大量的骨胶原和其他骨基质，还能分泌一些重要的细胞因子和酶类，如基质金属蛋白酶、碱性磷酸酶（ALP）、骨钙素、护骨素等，从而启动骨的形成过程，同时也通过这些因子将破骨细胞耦联起来，控制破骨细胞的生成、成熟及活化。常见于生长期的骨组织中，大都聚集在新形成的骨质表面。

1.成骨细胞的形态与结构

骨形成期间，成骨细胞被覆骨组织表面，当成骨细胞生成基质时，被认为是活跃的。活跃的成骨细胞胞体呈圆形、锥形、立方形或矮柱状，通常单层排列。细胞侧面和底部出现突起，与相邻的成骨细胞及邻近的骨细胞以突起相连，连接处有缝隙连接。胞质强嗜碱性，与粗面内质网的核糖体有关。在粗面内质网上，镶嵌着圆形或细长形的线粒体，成骨细胞的线粒体具有清除胞质内钙离子的作用，同时也是能量的加工厂。某些线粒体含有一些小的矿化颗粒，沉积并附着在嵴外面，微探针分析表明这些颗粒含有较高的钙、磷和镁。骨的细胞常有大量的线粒体颗粒，可能是激素作用于细胞膜的结果。例如，甲状旁腺激素能引起进入细胞的钙增加，并随之有线粒体颗粒数目的增加。成骨细胞核大而圆，位于远离骨表面的细胞一端，核仁清晰。在核仁附近有一浅染区，高尔基体位于此区内。成骨细胞胞质呈碱性磷酸酶强阳性，可见许多过碘酸希夫染色（PAS）阳性颗粒，一般认为它是骨基质的蛋白多糖前身。当新骨形成停止时，这些颗粒消失，胞质碱性磷酸酶反应减弱，成骨细胞转变为扁平状，被覆于骨组织表面，其超微结构类似成纤维细胞。

2.成骨细胞的功能

在骨形成非常活跃处，如骨折、骨痂及肿瘤或感染引起的新骨中，成骨细胞可形成复层堆积在骨组织表面。成骨细胞有活跃的分泌功能，能合成和分泌骨基质中的多种有机成分，包括Ⅰ型胶原蛋白、蛋白多糖、骨钙蛋白、骨粘连蛋白、骨桥蛋白、骨唾液酸蛋白等。因此认为其在细胞内的合成过程与成纤维细胞或软骨细胞相似。成骨细胞还分泌胰岛素样生长因子Ⅰ、胰岛素样生长因子Ⅱ、成纤维细胞生长因子、白细胞介素-1和前列腺素等，它们对骨生长均有重要作用。此外还分泌破骨细胞刺激因子、前胶原酶和胞质素原激活剂，它们有促进骨吸收的作用。因此，成骨细胞的主要功能：①产生胶原纤维和无定形基质，即形成类骨质;②分泌骨钙蛋白、骨粘连蛋白和骨唾液酸蛋白等非胶原蛋白,促进骨组织的矿化;③分泌一些细胞因子,调节骨组织形成和吸收。成骨细胞不断产生新的细胞间质,并经过钙化形成骨质,成骨细胞逐渐被包埋在其中。此时,细胞内的合成活动停止,胞质减少,胞体变形,即成为骨细胞。总之,成骨细胞是参与骨生成、生长、吸收及代谢的关键细胞。

(1)成骨细胞分泌的酶类。

碱性磷酸酶:成熟的成骨细胞能产生大量的 ALP。由成骨细胞产生的 ALP 称为骨特异性碱性磷酸酶,它以焦磷酸盐为底物,催化无机磷酸盐的水解,从而降低焦磷酸盐浓度,有利于骨的矿化。在血清中可以检测到 4 种不同的碱性磷酸酶同分异构体,这些异构体都能作为代谢性骨病的诊断标志,但各种异构体是否与不同类型的骨质疏松症(绝经后骨质疏松症、老年性骨质疏松症,以及半乳糖血症、乳糜泻、肾性骨营养不良等引起的继发性骨质疏松症)相关,尚有待于进一步研究。

组织型谷氨酰胺转移酶:谷氨酰胺转移酶是在组织和体液中广泛存在的一组多功能酶类,具有钙离子依赖性。虽然其并非由成骨细胞专一产生,但在骨的矿化中有非常重要的作用。成骨细胞主要分泌组织型谷氨酰胺转移酶,处于不同阶段或不同类型的成骨细胞,其胞质内的谷氨酰胺转移酶含量是不一样的。组织型谷氨酰胺转移酶能促进细胞的黏附、细胞播散、细胞外基质(ECM)的修饰,同时也在细胞凋亡、损伤修复、骨矿化进程中起着重要作用。成骨细胞分泌的组织型谷氨酰胺转移酶,以许多细胞外基质为底物,促进各种基质的交联,其最主要的底物为纤连蛋白和骨桥素。组织型谷氨酰胺转移酶的活化依赖钙离子,即在细胞外钙离子浓度升高的情况下,才能催化纤连蛋白与骨桥素的自交联。由于钙离子和细胞外基质成分是参与骨矿化最主要的物质,在继发性骨质疏松症和乳糜泻患者的血液中,也可检测到以组织型谷氨酰胺转移酶为自身抗原的自身抗体,因而组织型谷氨酰胺转移酶在骨的矿化中发挥着极其重要的作用。

基质金属蛋白酶:基质金属蛋白酶是一类具有锌离子依赖性的蛋白水解酶类,主要功能是降解细胞外基质,同时也参与成骨细胞功能与分化的信号转导。

(2)成骨细胞分泌的细胞外基质:成熟的成骨细胞分泌大量的细胞外基质,也称为类骨质,包括各种骨胶原和非胶原蛋白。

骨胶原:成骨细胞分泌的细胞外基质中大部分为胶原,其中主要为Ⅰ型胶原,占 ECM 的 90% 以上。约 10% 为少量Ⅲ型、Ⅴ型和Ⅹ型胶原及多种非胶原蛋白。Ⅰ型胶原主要构成矿物质沉积和结晶的支架,羟基磷灰石在支架的网状结构中沉积。Ⅲ型胶原和Ⅴ型胶原能调控胶原纤维丝的直径,使胶原纤维丝不致过分粗大,而Ⅹ型胶原纤维主要是作为Ⅰ型胶原的结构模型。

非胶原蛋白:成骨细胞分泌的各种非胶原成分如骨桥素、骨涎蛋白、纤连蛋白和骨钙素等在骨的矿化、骨细胞的分化中起重要的作用。

(3)成骨细胞的凋亡:凋亡的成骨细胞经历增殖、分化、成熟、矿化等各个阶段后,被矿化骨基质包围或附着于骨基质表面,逐步趋向凋亡或变为骨细胞、骨衬细胞。成骨细胞的这一凋亡过程是维持骨的生理平衡所必需的。和其他细胞的凋亡途径一样,成骨细胞的凋亡途径也包括线粒体激活的凋亡途径和死亡受体激活的凋亡途径,最终导致成骨细胞核的碎裂、DNA的有控降解、细胞皱缩、膜的气泡样变等。成骨细胞上存在肿瘤坏死因子受体,且在成骨细胞的功能发挥中起着重要作用,因此推测成骨细胞可能主要通过死亡受体激活的凋亡途径而凋亡。细胞因子、细胞外基质和各种激素都能诱导或组织成骨细胞的凋亡。骨形态生成蛋白被确定为四肢骨指间细胞凋亡的关键作用分子。此外,甲状旁腺激素、糖皮质激素、性激素等对成骨细胞的凋亡均有调节作用。

(三)骨细胞

骨细胞是骨组织中的主要细胞,埋于骨基质内,细胞体所在的腔隙称骨陷窝,每个骨陷窝内仅有一个骨细胞胞体。骨细胞的胞体呈扁卵圆形,有许多细长的突起,这些细长的突起伸进骨陷窝周围的小管内,此小管即骨小管。

1.骨细胞的形态

骨细胞的结构和功能与其成熟度有关。刚转变的骨细胞位于类骨质中,它们的形态结构与成骨细胞非常近似。胞体为扁椭圆形,位于比胞体大许多的圆形骨陷窝内。突起多而细,通常各自位于一个骨小管中,有的突起还有少许分支。核呈卵圆形,位于胞体的一端,核内有一个核仁,染色质贴附核膜分布。苏木精-伊红染色时胞质嗜碱性,近核处有一浅染区。胞质呈碱性磷酸酶阳性,还有PAS阳性颗粒,一般认为这些颗粒是有机基质的前身物。较成熟的骨细胞位于矿化的骨质浅部,其胞体也呈双凸扁椭圆形,但体积小于年幼的骨细胞。核较大,呈椭圆形,居胞体中央,在苏木精-伊红染色时着色较深,仍可见有核仁。胞质相对较少,苏木精-伊红染色呈弱嗜碱性,甲苯胺蓝着色甚浅。

电镜下其粗面内质网较少,高尔基体较小,少量线粒体分散存在,游离核糖体也较少。

成熟的骨细胞位于骨质深部,胞体比原来的成骨细胞缩小约70%,核质比例增大,胞质易被甲苯胺蓝染色。电镜下可见一定量的粗面内质网和高尔基体,线粒体较多,此外尚可见溶酶体。线粒体中常有电子致密颗粒,与破骨细胞的线粒体颗粒相似,现已证实,这些颗粒是细胞内的无机物,主要是磷酸钙。成熟骨细胞最大的变化是形成较长突起,其直径为 $85\sim100$ nm,是骨小管直径的 $1/4\sim1/2$。相邻骨细胞的突起端对端地相互连接,或以其末端侧对侧地相互贴附,其间有缝隙连接。成熟的骨细胞位于骨陷窝和骨小管的网状通道内。骨细胞最大的特征是细胞突起在骨小管内伸展,与相邻的骨细胞连接,深部的骨细胞由此与邻近骨表面的骨细胞突起和骨小管相互连接和通连,构成庞大的网状结构。骨陷窝-骨小管-骨陷窝组成细胞外物质运输通道,是骨组织通向外界的唯一途径,深埋于骨基质内的骨细胞正是通过该通道运输营养物质和代谢产物。而骨细胞-缝隙连接-骨细胞形成细胞间信息传递系统,是骨细胞间直接通讯的结构基础。据测算,成熟骨细胞的胞体及其突起的总表面积占成熟骨基质总表面积的 90% 以上,这对骨组织液与血液之间经细胞介导的无机物交换起着重要作用。骨细胞的平均寿命为 25 年。

2.骨细胞的功能

(1)骨细胞性溶骨和骨细胞性成骨:大量研究表明,骨细胞可能主动参加溶骨过程,并受甲状旁腺激素、降钙素和维生素 D_3 的调节及机械性应力的影响。贝朗格(Belanger)发现骨细胞具有释放柠檬酸、乳酸、胶原酶和溶解酶的作用。溶解酶会引起骨细胞周围的骨吸收,他把这种现象称之为骨细胞性溶骨。骨细胞性溶骨表现为骨陷窝扩大,陷窝壁粗糙不平。骨细胞性溶骨也可类似破骨细胞性骨吸收,使骨溶解持续地发生在骨陷窝的某一端,从而使多个骨陷窝融合。当骨细胞性溶骨活动结束后,成熟骨细胞又可在较高水平的降钙素作用下进行继发性骨形成,使骨陷窝壁增添新的骨基质。生理情况下,骨细胞性溶骨和骨细胞性成骨是反复交替的,即平时维持骨基质的成骨作用,在机体需提高血钙量时,又可通过骨细胞性溶骨活动从骨基质中释放钙离子。

(2)参与调节钙、磷平衡:现已证实,骨细胞除了通过溶骨作用参与维持钙、磷平衡外,骨细胞还具有转运矿物质的能力。成骨细胞膜上有钙泵存在,骨细胞可通过摄入和释放 Ca^{2+} 和 P^{3+},并可通过骨细胞相互间的网状连接结构进行离子交换,参与调节 Ca^{2+} 和 P^{3+} 的平衡。

(3)感受力学信号:骨细胞遍布骨基质内并构成庞大的网状结构,成为感受和传递应力信号的结构基础。

(4)合成细胞外基质:成骨细胞被基质包围后,逐渐转变为骨细胞,其合成细胞外基质的细胞器逐渐减少,合成能力也逐渐减弱。但是,骨细胞还能合成极少部分行使功能和生存所必需的基质,骨桥蛋白、骨粘连蛋白及 I 型胶原在骨的黏附过程中起着重要作用。

(四)破骨细胞

1.破骨细胞的形态

(1)光镜特征:破骨细胞是多核巨细胞,细胞直径可达 50 μm 以上,胞核的数目和大小有很大的差异,有 15～20 个,直径为 10～100 μm。核的形态与成骨细胞、骨细胞的核类似,呈卵圆形,染色质颗粒细小,着色较浅,有 1～2 个核仁。在常规组织切片中,胞质通常为嗜酸性,但在一定 pH 下,用碱性染料染色,胞质呈弱嗜碱性,即破骨细胞具嗜双色性。胞质内有许多小空泡。破骨细胞的数量较少,约为成骨细胞的 1‰,细胞无分裂能力。破骨细胞具有特殊的吸收功能,从事骨的吸收活动。破骨细胞常位于骨组织吸收处的表面,在吸收骨基质的有机物和矿物质的过程中,造成基质表面不规则,形成近似细胞形状的凹陷,称为吸收陷窝。

(2)电镜特征:功能活跃的破骨细胞具有明显的极性,电镜下分为 4 个区域,紧贴骨组织侧的细胞膜和胞质分化成皱褶缘区和封闭区。①皱褶缘区:此区位于吸收腔深处,是破骨细胞表面高度起伏不平的部分,光镜下似纹状缘,电镜观察是由内陷很深的质膜内褶组成,呈现大量的叶状突起或指状突起,粗细不均,远侧端可膨大,并常分支互相吻合,故名皱褶缘。三磷酸腺苷(ATP)酶和酸性磷酸酶沿皱褶缘细胞膜分布。皱褶缘细胞膜的胞质面有非常细小的鬃毛状附属物,长 15～20 nm,间隔约 20 nm,致使该处细胞膜比其余部位细胞膜厚。突起之间有狭窄的细胞外间隙,其内含有组织液及溶解中的羟基磷灰石、胶原蛋白和蛋白多糖分解形成的颗粒。②封闭区(或亮区):环绕于皱褶缘区周围,微微隆起,平整的细胞膜紧贴骨组织,好像一堵环行围堤包围皱褶缘区,使皱褶缘区密封与细胞外间隙隔绝,造成一个特殊的微环境。因此将这种环行特化的细胞膜和细胞质称为封闭区。切面上可见两块封闭区位于皱褶缘区两侧。封闭区有丰富的微丝,但缺乏其他细胞器。电镜下观察封闭区电子密度低,故又称亮区。破骨细胞若离开骨组织表面,皱褶缘区和亮区均消失。③小泡区:此区位于皱褶缘的深面,内含许多大小不一、电子密度不等的膜被小泡和大泡。小泡数量多,为致密球形,小泡是初级溶酶体或胞吞泡或次级溶酶体,直径为 0.2～0.5 μm。大泡数目少,直径为 0.5～3.0 μm,其中有些大泡对酸性磷酸酶呈阳性反应。小泡区还有许多大小不一的线粒体。④基底区:位于亮区和小泡区的深面,是破骨细胞远离骨组织侧的部分。细胞核聚集在该处,胞核之间有一些粗面内质网、发达的高尔基体和线粒体,还有与核数目相对应的中心粒,很多双中心粒聚集在一个大的中心粒区。破骨细胞膜表面有丰富的降钙素受体和亲玻粘连蛋白(或称细胞外粘连蛋白)受体等,参与调节破骨细胞的活动。破骨细胞表型的标志是皱褶缘区和亮区及溶酶体内的抗酒石酸酸性磷酸酶,细胞膜上的 ATP 酶和降钙素受体,以及降钙素反应性腺苷酸环化酶活性。近年的研究发现,破骨细胞含有固有型一氧化氮合酶(constitutive nitric oxide synthase,cNOS)和诱导型一氧化氮合酶(inducible nitric oxide synthase,iNOS),用 NADPH-黄递酶组化染色,破骨细胞呈强阳性,这种酶是 NOS 活性的表现。

2.破骨细胞的功能

破骨细胞在吸收骨质时具有将基质中的钙离子持续转移至细胞外液的特殊功能。骨吸收的最初阶段是羟基磷灰石的溶解,破骨细胞移动活跃,细胞能分泌有机酸,使骨矿物质溶解和羟基磷灰石分解。在骨的矿物质被溶解吸收后,接下来就是骨的有机质的吸收和降解。破骨细胞可分泌多种蛋白水解酶,主要包括巯基蛋白酶和基质金属蛋白酶两类。有机质经蛋白水解酶水解后,在骨的表面形成吸收陷窝。在整个有机质和无机矿物质的降解过程中,破骨细胞与骨的表面始终是紧密结合的。此外,破骨细胞能产生一氧化氮,一氧化氮对骨吸收具有抑制作用,与此同时破骨细胞数量也减少。

二、骨的种类

(一)解剖分类

成人有 206 块骨,可分为颅骨、躯干骨和四肢骨 3 个部分。前两者也称为中轴骨。按形态骨可分为 4 类。

1.长骨

呈长管状,分布于四肢。长骨分一体两端,体又称骨干,内有空腔称髓腔,容纳骨髓。体表面有 1～2 个主要血管出入的孔,称滋养孔。两端膨大称为骺,具有光滑的关节面,活体状态时被关节软骨覆盖。骨干与骺相邻的部分称为干骺端,幼年时保留一片软骨,称为骺软骨。通过骺软骨的软骨细胞分裂繁殖和骨化,长骨不断加长。成年后,骺软骨骨化,骨干与骺融合为一体,原来骺软骨部位形成骺线。

2.短骨

形似立方体,往往成群地联结在一起,分布于承受压力较大而运动较复杂的部位,如腕骨。

3.扁骨

呈板状,主要构成颅腔、胸腔和盆腔的壁,以保护腔内器官,如颅盖骨和肋骨。

4.不规则骨

形状不规则,如椎骨。有些不规则骨内具有含气的腔,称含气骨。

(二)组织学类型

骨组织根据其发生的早晚、骨细胞和细胞间质的特征及其组合形式,可分为未成熟的骨组织和成熟的骨组织。前者为非板层骨,后者为板层骨。胚胎时期最初形成的骨组织和骨折修复形成的骨痂,都属于非板层骨,除少数几处外,它们或早或迟被以后形成的板层骨所取代。

1.非板层骨

非板层骨又称为初级骨组织,可分为两种,一种是编织骨,另一种是束状骨。编织骨比较常见,其胶原纤维束呈编织状排列,因而得名。胶原纤维束的直径差异很大,但粗大者居多,最粗直径达13 μm,因此又有粗纤维骨之称。编织骨中的骨细胞分布和排列方向均无规律,体积较大,形状不规则,按骨的单位容积计算,其细胞数量约为板层骨的4倍。编织骨中的骨细胞代谢比板层骨的细胞活跃,但前者的溶骨活动往往是区域性的。在出现骨细胞性溶骨的一些区域内,相邻的骨陷窝同时扩大,然后合并,形成较大的无血管性吸收腔,使骨组织出现较大的不规则囊状间隙,这种吸收过程是清除编织骨以被板层骨取代的正常生理过程。编织骨中的蛋白多糖等非胶原蛋白含量较多,故基质染色呈嗜碱性。若骨盐含量较少,则X线检查更易透过。编织骨是未成熟骨或原始骨,一般出现在胚胎、新生儿的骨痂和生长期的干骺区,以后逐渐被板层骨取代,但到青春期才取代完全。在牙床、近颅缝处、骨迷路、腱或韧带附着处,仍终身保存少量编织骨,这些编织骨往往与板层骨掺杂存在。某些骨骼疾病,如畸形性骨炎、氟中毒、原发性甲状旁腺功能亢进引起的囊状纤维性骨炎、肾性骨营养不良和骨肿瘤等,都会出现编织骨,并且最终可能在患者骨中占绝对优势。束状骨比较少见,也属粗纤维骨。它与编织骨的最大差异是胶原纤维束平行排列,骨细胞分布于相互平行的纤维束之间。

2.板层骨

板层骨又称次级骨组织,以胶原纤维束高度有规律地成层排列为特征。胶原纤维束一般较细,因此又有细纤维骨之称。细纤维束直径通常为2~4 μm,它们排列成层,与骨盐和有机质结合紧密,共同构成骨板。同一层骨板内的纤维大多是相互平行的,相邻两层骨板的纤维层则呈交叉方向。骨板的厚薄不一,一般为 $3 \sim 7 \mu m$。骨板之间的矿化基质中很少存在胶原纤维束,仅有少量散在的胶原纤维。骨细胞一般比编织骨中的细胞小,胞体大多位于相邻骨板之间的矿化基质中,但也有少数散于骨板的胶原纤维层内。骨细胞的长轴基本与胶原纤维的长轴平行,显示了有规律的排列方向。

在板层骨中,相邻骨陷窝的骨小管彼此通连,构成骨陷窝-骨小管-骨陷窝通道网。由于表层骨陷窝的部分骨小管开口于骨的表面,而骨细胞的胞体和突起又未充满骨陷窝和骨小管,因此该通道内有来自骨表面的组织液。骨陷窝-骨小管-骨陷窝通道内的组织液循环,既保证了骨细胞的营养,又保证了骨组织与体液之间的物质交换。若骨板层数过多,骨细胞所在位置与血管的距离超过 $300 \mu m$,则不利于组织液循环,其结果往往导致深层骨细胞死亡。因此一般认为,板层骨中任何一个骨细胞所在的位置与血管的距离均在 $300 \mu m$ 以内。

板层骨中的蛋白多糖复合物含量比编织骨少,骨基质染色呈嗜酸性,与编织骨的染色形成明显的对照。板层骨中的骨盐与有机质的关系十分密切,这也是其与编织骨的差别之一。板层骨的组成成分和结构,赋予板层骨抗张力强度高、硬度强的特点,而编织骨的韧性较大,弹性较好。编织骨和板层骨都参与松质骨和密质骨的构成。

三、骨的组织结构

人体的 206 块骨分为多种类型,其中以长骨的结构最为复杂。长骨由骨干和骨骺两部分构成,表面覆有骨膜和关节软骨。典型的长骨,如股骨和肱骨,其骨干为一厚壁而中空的圆柱体,中央是充满骨髓的大骨髓腔。长骨由密质骨、松质骨和骨膜等构成。密质骨为松质骨质量的 4 倍,但松质骨代谢却为密质骨的 8 倍,这是因为松质骨表面积大,为细胞活动提供了条件。松质骨一般存在于骨干端、骨骺和如椎骨的立方形骨中,松质骨内部的板层或杆状结构形成了沿着机械压力方向排列的三维网状构架。松质骨承受着压力和应变张力的合作用,但压力负荷仍是松质骨承受的主要负载形式。密质骨组成长骨的骨干,承受弯曲、扭转和压力载荷。长骨骨干除骨髓腔面有少量松质骨外,其余均为密质骨。骨干中部的密质骨最厚,越向两端越薄。

(一)密质骨

骨干主要由密质骨构成,内侧有少量松质骨形成的骨小梁。密质骨在骨干的内外表层形成环骨板,在中层形成哈弗斯骨板和间骨板。骨干中有与骨干长轴几乎垂直走行的穿通管,内含血管、神经和少量疏松结缔组织,结缔组织中有较多骨祖细胞,穿通管在骨外表面的开口即为滋养孔。

1.环骨板

环骨板是指环绕骨干外、内表面排列的骨板,分别称为外环骨板和内环骨板。

(1)外环骨板:外环骨板厚,居骨干的浅部,由数层到十多层骨板组成,比较整齐地环绕骨干平行排列,其表面覆盖着骨外膜。骨外膜中的小血管横穿外环骨板深入骨质中。贯穿外环骨板的血管通道称穿通管或福尔克曼管,其长轴几乎与骨干的长轴垂直。通过穿通管,营养血管进入骨内,和纵向走行的中央管内的血管相通。

(2)内环骨板:内环骨板居骨干的骨髓腔面,仅由少数几层骨板组成,不如外环骨板平整。内环骨板表面衬以骨内膜,后者与被覆于松质骨表面的骨内膜相连续。内环骨板中也有穿通管穿行,管中的小血管与骨髓血管通连。从内、外环骨板最表层骨陷窝发出的骨小管,一部分伸向深层,与深层骨陷窝的骨小管通连;一部分伸向表面,终止于骨和骨膜交界处,其末端是开放的。

2.哈弗斯骨板

哈弗斯骨板介于内、外环骨板之间,是骨干密质骨的主要部分,它们以哈弗斯管为中心呈同心圆排列,并与哈弗斯管共同组成哈弗斯系统。哈弗斯管也称中央管,内有血管、神经及少量结缔组织。长骨骨干主要由大量哈弗斯系统组成,所有哈弗斯系统的结构基本相同,故哈弗斯系统又有骨单位之称。

骨单位为厚壁的圆筒状结构,其长轴基本上与骨干的长轴平行,中央有一条细管称中央管,围绕中央管有 5～20 层骨板呈同心圆排列,宛如层层套入的管鞘。改建的骨单位不总是呈单纯的圆柱形,可有许多分支互相吻合,具有复杂的立体构型。因此,可以见到由同心圆排列的骨板围绕斜形的中央管。中央管之间还有斜形或横形的穿通管互相连接,但穿通管周围没有同心圆排列的骨板环绕,据此特征可区别穿通管与中央管。哈弗斯骨板一般为 5～20 层,故不同骨单位的横截面积大小不一。每层骨板的平均厚度为 3 μm。

骨板中的胶原纤维绕中央管呈螺旋形行走,相邻骨板中胶原纤维互成直角关系。有人认为,骨板中的胶原纤维的排列是多样性的,并根据胶原纤维的螺旋方向,将骨单位分为 3 种类型:Ⅰ 型,所有骨板中的胶原纤维均以螺旋方向为主;Ⅱ 型,相邻骨板的胶原纤维分别呈纵形和环行;Ⅲ 型,所有骨板的胶原纤维以纵形为主,其中掺以极少量散在的环行纤维。不同类型骨单位的机械性能有所不同,其压强和弹性系数以横形纤维束为主的骨单位最大,以纵形纤维束为主的骨单位最小。每个骨单位最内层骨板表面均覆以骨内膜。

中央管长度为 3～5 mm,中央管的直径因各骨单位而异,差异很大,平均为 300 μm,内壁衬附一层结缔组织,其中的细胞成分随着每一骨单位的活动状态而各有不同。在新生的骨质内多为骨祖细胞,被破坏的骨单位则有破骨细胞。骨沉积在骨外膜或骨内膜沟表面形成的骨单位,或在松质骨骨骼内形成的骨单位,称为初级骨单位。中央管被同心圆骨板柱围绕,仅有几层骨板。初级骨单位常见于未成熟骨,如幼骨,特别是胚胎骨和婴儿骨,随着年龄增长,初级骨单位也会相应减少。次级骨单位与初级骨单位相似,是初级骨单位经改建后形成的。次级骨单位或称继发性哈弗斯系统,有一黏合线,容易辨认,并使其与邻近的矿化组织分开来。

中央管中通行的血管不一致。有的中央管中只有一条毛细血管,其内皮有孔,胞质中可见胞饮泡,包绕内皮的基膜内有周细胞。有的中央管中有两条血管,一条是小动脉,或称毛细血管前微动脉,另一条是小静脉。骨单位的血管彼此通连,并与穿通管中的血管交通。在中央管内还可见到细的神经纤维,与血管伴行,大多为无髓神经纤维,偶可见有髓神经纤维,这些神经主要由分布在骨外膜的神经纤维构成。

3.间骨板

间骨板位于骨单位之间或骨单位与环骨板之间,大小不等,呈三角形或不规则形,也由平行排列骨板构成,大都缺乏中央管。间骨板与骨单位之间有明显的黏合线分界。间骨板是骨生长和改建过程中哈弗斯骨板被溶解吸收后的残留部分。

在以上 3 种结构之间,以及所有骨单位表面都有一层黏合质,呈强嗜碱性,为骨盐较多而胶原纤维较少的骨质,在长骨横截面上呈折光较强的轮廓线,称黏合线。伸向骨单位表面的骨小管,都在黏合线处折返,不与相邻骨单位的骨小管连通。因此,同一骨单位内的骨细胞都接受来自其中央管的营养供应。

(二)松质骨

长骨两端的骨骺主要由松质骨构成,仅表面覆以薄层密质骨。松质骨的骨小梁粗细不一,相互连接而成拱桥样结构,骨小梁的排列配布方向完全符合机械力学规律。骨小梁也由骨板构成,但层次较薄,一般不显骨单位,在较厚的骨小梁中,也能看到小而不完整的骨单位。例如,股骨上端、股骨头和股骨颈处的骨小梁排列方向,与其承受的压力和张力曲线大体一致;而股骨下端和胫骨上、下端,由于压力方向与它们的长轴一致,故骨小梁以垂直排列为主。骨所承受的压力均等传递,变成分力,从而减轻骨的负荷,但骨骺的抗压抗张强度小于骨干的抗压抗张强度。松质骨骨小梁之间的间隙相互连通,并与骨干的骨髓腔直接相通。

(三)骨膜

骨膜是由致密结缔组织组成的纤维膜。包在骨表面的较厚层结缔组织称骨外膜,被衬于骨髓腔面的薄层结缔组织称骨内膜。除骨的关节面、股骨颈、距骨的囊下区和某些籽骨表面外,骨的表面都有骨外膜。肌腱和韧带的骨附着处均与骨外膜连续。

1.骨外膜

成人长骨的骨外膜一般可分为内、外两层,但两者并无截然分界。

纤维层是最外的一层薄的、致密的、排列不规则的结缔组织,其中含有一些成纤维细胞。结缔组织中含有粗大的胶原纤维束,彼此交织成网状,有血管和神经在纤维束中穿行,沿途有些分支经深层穿入穿通管。有些粗大的胶原纤维束向内穿进骨质的外环层骨板,亦称穿通纤维,起固定骨膜和韧带的作用。骨外膜内层直接与骨相贴,为薄层疏松结缔组织,其纤维成分少,排列疏松,血管及细胞丰富,细胞贴骨分布,排列成层,一般认为它们是骨祖细胞。

骨外膜内层组织成分随年龄和功能活动而变化,在胚胎期和出生后的生长期,骨骼迅速生成,内层的细胞数量较多,骨祖细胞层较厚,其中许多已转变为成骨细胞。成年后骨处于改建缓慢的相对静止阶段,骨祖细胞相对较少,不再排列成层,而是分散附着于骨的表面,变为梭形,与结缔组织中的成纤维细胞很难区别。当骨受损后,这些细胞又恢复造骨的能力,变为典型的成骨细胞,参与新的骨质形成。由于骨外膜内层有成骨能力,故又称生发层或成骨层。

2.骨内膜

骨内膜是一薄层含细胞的结缔组织,衬附于骨干和骨骺的骨髓腔面及所有骨单位中央管的内表面,并且相互连续。骨内膜非常薄,不分层,由一层扁平的骨祖细胞和少量的结缔组织构成,并和穿通管内的结缔组织相连续。非改建期骨的骨内膜表面覆有一层细胞称为骨衬细胞,细胞表型不同于成骨细胞。一般认为它是静止的成骨细胞,在适当刺激下,骨衬细胞可再激活成为有活力的成骨细胞。

骨膜的主要功能是营养骨组织,为骨的修复或生长不断提供新的成骨细胞。骨膜具有成骨和成软骨的双重潜能,临床上利用骨膜移植,已成功治疗骨折延迟愈合或不愈合、骨和软骨缺损、腭裂和股骨头缺血性坏死等疾病。骨膜内有丰富的游离神经末梢,能感受痛觉。

(四)骨髓

松质骨的腔隙彼此通连,其中充满小血管和造血组织,称为骨髓。在胎儿和幼儿期,全部骨髓呈红色,称红骨髓。红骨髓有造血功能,内含发育阶段不同的红骨髓和某些白细胞。约在5岁以后,长骨骨髓腔内的红骨髓逐渐被脂肪组织代替,呈黄色,称黄骨髓,失去造血活力,但在慢性失血过多或重度贫血时,黄骨髓可逐渐转化为红骨髓,恢复造血功能。在椎骨、髂骨、肋骨、胸骨及肱骨和股骨等长骨的骨骺内终身都是红骨髓,因此临床常选髂前上棘或髂后上棘等处进行骨髓穿刺,检查骨髓象。

第二节 骨的发生、成长和维持

一、骨的胚胎发育

(一)细胞来源

骨组织中的细胞来源于3种不同的胚原细胞谱系:①神经嵴细胞(形成颅面骨骼);②生骨节细胞(形成中轴骨);③中胚层细胞(形成骨的附件)。

骨组织中的两种主要细胞系(破骨性谱系细胞和成骨性谱系细胞)的来源不同,破骨性谱系细胞来源于生血性干细胞,成骨性谱系细胞来源于间充质干细胞。间充质干细胞经过非对称性分裂、增殖,生成各种类型的间充质前身细胞,最后形成成骨细胞、成脂肪细胞、成软骨细胞、成肌细胞和成纤维细胞。成骨性谱系细胞分化增殖的不同时期受不同转录调节因子的调节,并表达不同的基因产物。其中的转录调节因子大致有以下几类:转录因子,激素、生长因子、细胞因子及其受体,抗增殖蛋白及骨的基质蛋白质等。

(二)骨骼生成分期

骨骼生成可分为以下四期:①胚胎细胞向骨骼生成部位移行期;②上皮细胞-间充质细胞相互作用期;③致密体形成期;④成软骨细胞和成骨细胞分化与增殖期。

由软骨板起源发育成骨骼的过程称为软骨内成骨,不仅生成骨骼,而且还是出生后个体骨构塑和骨折修复的重要方式之一。膜内成骨过程无软骨胚基的参与,直接由骨化中心的间充质细胞致密化并转型为成骨细胞而形成骨组织。成骨细胞发育的调节机制尚未阐明。研究表明,核结合因子 a_1 是调节成骨细胞生成的关键因子,它可调节骨钙素基因表达。

二、骨的发生

骨来源于胚胎时期的间充质,骨的发生有两种方式:一种是膜内成骨,即在原始的结缔组织内直接成骨;另一种是软骨内成骨,即在软骨内成骨。虽然发生方式不同,但骨组织发生的过程相似,都包括了骨组织形成和骨组织吸收两个方面。

(一)骨组织发生的基本过程

骨组织发生的基本过程包括骨组织形成和吸收两方面的变化,成骨细胞与破骨细胞通过相互调控机制,共同完成骨组织的形成和吸收。

1.骨组织的形成

骨组织的形成经过两个步骤,首先是形成类骨质,即骨祖细胞增殖分化为成骨细胞,成骨细胞产生类骨质。成骨细胞被类骨质包埋后转变为骨细胞,然后类骨质钙化为骨质,从而形成了骨组织。在形成的骨组织表面又有新的成骨细胞继续形成类骨质,然后矿化,如此不断地进行。在新骨组织形成的同时,原有骨组织的某些部分又被吸收。

2.骨组织的吸收

骨组织形成的同时,原有骨组织的某些部位又可被吸收,即骨组织被侵蚀溶解,在此过程中破骨细胞起主要作用,称为破骨细胞性溶骨。破骨细胞溶骨过程包括 3 个阶段:首先是破骨细胞识别并黏附于骨基质表面;然后细胞产生极性,形成吸收装置并分泌有机酸和溶酶体酶;最后使骨矿物质溶解和有机物降解。

(二)骨发生的方式

自胚胎第 7 周以后开始出现膜内成骨和软骨内成骨。

1.膜内成骨

膜内成骨是指在原始的结缔组织内直接成骨。颅的一些扁骨,如额骨和顶骨及枕骨、颞骨、上颌骨和下颌骨的一部分,还有长骨的骨领和短骨等,这些骨的生长都是膜内成骨方式。

在将来要成骨的部位,间充质首先分化为原始结缔组织膜,然后间充质细胞集聚并分化为骨祖细胞,后者进一步分化为成骨细胞。成骨细胞产生胶原纤维和基质,细胞间隙充满排列杂乱的纤细胶原纤维束,并包埋于薄层凝胶样的基质中,即类骨质形成。嗜酸性的类骨质呈细条索状,分支吻合成网。由于类骨质形成在血管网之间,靠近血管大致呈等距离的沉积,不久类骨质矿化,形成原始骨组织,即称骨小梁。最先形成骨组织的部位,称为骨化中心。骨小梁形成后,来自骨祖细胞的成骨细胞排列在骨小梁表面,产生新的类骨质,使骨小梁增长、加粗。一旦成骨细胞耗竭,立即由血管周围结缔组织中的骨祖细胞增殖、分化为成骨细胞。膜内成骨是从骨化中心向四周呈放射状地生长,最后融合起来,取代了原来的原始结缔组织,成为由骨小梁构成的海绵状原始松质骨。在发生密质骨的区域,成骨细胞在骨小梁表面持续不断产生新的骨组织,直到血管周围的大部分空隙消失为止。与此同时,骨小梁内的胶原纤维由不规则排列逐渐转变为有规律地排列。在松质骨将保留的区域,骨小梁停止增厚,位于其间的具有血管的结缔组织,则逐渐转变为造血组织,骨周围的结缔组织则保留成为骨外膜。骨生长停止时,留在内、外表面的成骨细胞转变为成纤维细胞样细胞,并作为骨内膜和骨外膜的骨衬细胞而保存。在修复时,骨衬细胞的成骨潜能再被激活,又再成为成骨细胞。胎儿出生前,顶骨的外形初步建立,两块顶骨之间留有窄缝,由原始结缔组织连接。顶骨由一层初级密质骨和骨膜构成。

2.软骨内成骨

软骨内成骨是指在预先形成的软骨雏形的基础上,将软骨逐渐替换为骨。人体的大多数骨,如四肢长骨、躯干骨和部分颅底骨等,都以此种方式发生。

软骨内成骨的基本步骤:①软骨细胞增生、肥大,软骨基质钙化,致使软骨细胞退化死亡;②血管和骨祖细胞侵入,骨祖细胞分化为成骨细胞,并在残留的钙化软骨基质上形成骨组织。主要过程如下。

(1)软骨雏形:形成在将要发生长骨的部位,间充质细胞聚集、分化形成骨祖细胞,后者继而分化为成软骨细胞,成软骨细胞进一步分化为软骨细胞。软骨细胞分泌软骨基质,细胞自身被包埋其中,于是形成一块透明软骨,其外形与将要形成的长骨相似,故称为软骨雏形。周围的间充质分化为软骨膜。已成形的软骨雏形通过间质性生长不断加长,通过附加性生长逐渐加粗。骨化开始后,雏形仍继续其间质性生长,使骨化得以持续进行,因此软骨的加长是骨加长的先决条件。软骨的生长速度与骨化的速度相适应,否则可能导致骨的发育异常。

(2)骨领形成:在软骨雏形中段,软骨膜内的骨祖细胞增殖分化为成骨细胞,后者贴附在软骨组织表面形成薄层原始骨组织。这层骨组织呈领圈状围绕着雏形中段,故名骨领。骨领形成后,其表面的软骨膜即改名骨膜。

(3)初级骨化中心:与骨髓腔形成软骨雏形中央的软骨细胞停止分裂,逐渐蓄积糖原,细胞体积变大而成熟。成熟的软骨细胞能分泌碱性磷酸酶,由于软骨细胞变大,占据较大空间,其周围的软骨基质相应变薄。当成熟的软骨细胞分泌碱性磷酸酶时,软骨基质钙化,成熟的软骨细胞因缺乏营养而退化死亡,软骨基质随之崩溃溶解,出现大小不一的空腔。随后,骨膜中的血管连同结缔组织穿越骨领,进入退化的软骨区。破骨细胞、成骨细胞、骨祖细胞和间充质细胞随之进入。破骨细胞消化分解退化的软骨,形成许多与软骨雏形长轴一致的隧道。成骨细胞贴附于残存的软骨基质表面成骨,形成以钙化的软骨基质为中轴、表面附以骨组织的条索状结构,称为初级骨小梁。出现初级骨小梁的部位为初级骨化中心。初级骨小梁之间的腔隙为初级骨髓腔,间充质细胞在此分化为网状细胞。造血干细胞进入并增殖分化,从而形成骨髓。

初级骨化中心形成后,骨化将继续向软骨雏形两端扩展,初级骨小梁也将被破骨细胞吸收,使许多初级骨髓腔融合成一个较大的腔,即骨髓腔,其内含有血管和造血组织。在此过程中,雏形两端的软骨不断增生,邻接骨髓腔处不断骨化,从而使骨不断加长。

(4)次级骨化中心:出现在骨干两端的软骨中央,此处将形成骨骺。出现时间因骨而异,大多在出生后数月或数年。次级骨化中心成骨的过程与初级骨化中心相似,但是它们的骨化是呈放射状向四周扩展,供应血管来自软骨外的骺动脉。最终由骨组织取代软骨,形成骨骺。骨化完成后,骺端表面残存的薄层软骨即为关节软骨。在骨骺与骨干之间仍保存一片盘形软骨,称为骺板。

三、骨的生长与改建

(一)骨的生长

在骨的发生过程中和发生后,骨仍不断生长,具体表现在加长和增粗两个方面。

1.加长

长骨的变长主要是由于骺板的成骨作用,此处的软骨细胞分裂增殖,并从骨骺侧向骨干侧不断进行软骨内成骨过程,使骨的长度增加,故骺板又称生长板。从骨骺端的软骨开始,到骨干的骨髓腔,骺板依次分为4个区。

(1)软骨储备区:此区紧靠骨骺,软骨细胞分布在整个软骨的细胞间组织。软骨细胞较小,呈圆形或椭圆形,分散存在,软骨基质呈弱嗜碱性。此区细胞不活跃,处于相对静止状态,是骺板幼稚软骨组织细胞的前体(细胞生发层)。

(2)软骨增生区:由柱状或楔形的软骨细胞堆积而成。同源细胞群成单行排列,形成一串串并列纵形的软骨细胞柱。细胞柱的排列与骨的纵轴平行。每一细胞柱有数个至数十个细胞。软骨细胞生长活跃,数目多,有丰富的软骨基质与胶原纤维,质地较坚韧。

(3)软骨钙化区:软骨细胞以柱状排列为主。软骨细胞逐渐成熟与增大,变圆,并逐渐退化死亡。软骨基质钙化,呈强嗜碱性。

(4)成骨区:钙化的软骨基质表面有骨组织形成,构成条索状的初级骨小梁。这是因为增生区和钙化区的软骨细胞呈纵形排列,细胞退化死亡后留下相互平行的纵形管状隧道。因此,形成的初级骨小梁均呈条索状,在长骨的纵形切面上,似钟乳石样悬挂在钙化区的底部。在钙化的软骨基质和初级骨小梁表面都可见到破骨细胞,这两种结构最终都会被破骨细胞吸收,从而使骨髓腔向长骨两端扩展。新形成的骨小梁和软骨板融合在一起,此区是骨骺与骨干连接的过渡区,软骨逐渐被骨所代替(干骺端)。

以上各区的变化是连续进行的,而且软骨的增生、退化及成骨在速率上保持平衡。这就保证了在骨干长度增加的同时,骺板能保持一定的厚度。到17~20岁,骺板增生减缓并最终停止,导致骺软骨完全被骨组织取代,在长骨的干、骺之间留下线性痕迹,称骺线。此后,骨再不能纵向生长。

2.增粗

骨外膜内层骨祖细胞分化为成骨细胞,以膜内成骨的方式,在骨干表面添加骨组织,使骨干变粗。而在骨干的内表面,破骨细胞吸收骨小梁,使骨髓腔横向扩大。骨干外表面的新骨形成速度略快于骨干的吸收速度,这样骨干的密质骨会适当增厚。到30岁左右,长骨不再增粗。

(二)骨的改建

骨的生长既有新的骨组织形成,又伴随着原有骨组织的部分被吸收,使骨在生长期间保持一定的形状。同时在生长过程中还进行一系列的改建活动,外形和内部结构不断地变化,使骨与整个机体的发育和生理功能相适应。在骨生长停止和构型完善后,骨仍需不断进行改建。

1.骨改建过程

骨改建是局部旧骨的吸收并代之以新骨形成的过程。帕菲特(Parfitt)将正常成年的骨改建过程按程序分为五期:静止期、激活期、吸收期、逆转期和成骨期。

(1)静止期:骨改建发生于骨表面,即骨外膜和骨内膜处(包括骨小梁的表面、中央管和穿通管的内表面及骨髓腔面)

(2)激活期:骨改建的第一步是破骨细胞激活,包括破骨细胞集聚、趋化和附着骨表面等一系列细胞活动过程。

（3）吸收期：破骨细胞沿骨表面垂直方向进行吸收，骨细胞也参与骨吸收，吸收后的骨表面形态不一，在吸收腔表面和整个吸收区均存在细丝状的胶原纤维。

（4）逆转期：从骨吸收转变为骨形成的过程为逆转期，结构特征是吸收腔内无破骨细胞，而出现一种单核性细胞。

（5）成骨期：吸收腔内出现成骨细胞标志成骨期开始。在骨形成最旺盛阶段，表面有相互平行的层状胶原纤维及突出于表面的类骨质。

2.长骨的外形改建

长骨的骨骺和干骺端（骺板成骨区）呈圆锥形，比圆柱形的骨干粗大。改建过程中，干骺端骨外膜深层的破骨细胞十分活跃，进行骨吸收，而骨内膜面的骨组织生成比较活跃，结果是近骨干一侧的直径逐渐变小，成为新一段圆柱形骨干，新增的骨干两端又形成新的干骺端，如此不断地进行，直到长骨停止增长。

3.长骨的内部改建

最初形成的原始骨小梁，纤维排列较乱，含骨细胞较多，支持性能较差，经过多次改建后才具有整齐的骨板，骨单位也增多，骨小梁依照张力和应力线排列，以适应机体的运动和负重。骨单位是长骨的重要支持性结构，在 1 岁后才开始出现，此后不断增多和改建，增强长骨的支持力。原始骨单位逐渐被次级骨单位取代，初级密质骨改建为次级密质骨，过程如下：在最早形成原始骨单位的部位，骨外膜下的破骨细胞进行骨吸收，吸收腔扩大，在骨干表面形成许多向内凹陷的纵形沟，沟的两侧为嵴，骨外膜的血管及骨祖细胞随之进入沟内。嵴表面的骨外膜内含有骨祖细胞，逐步形成骨组织，使两侧嵴逐渐靠拢融合形成纵形管。管内骨祖细胞分化为成骨细胞，并贴附于管壁，由外向内形成同心圆排列的哈弗斯骨板。其中轴始终保留含血管的通道，即哈弗斯管（中央管），含有骨祖细胞的薄层结缔组织贴附于中央管内表面，成为骨内膜。至此，次级骨单位形成。在改建过程中，大部分原始骨单位被消除，残留的骨板成为间骨板。骨的内部改建是终身不断进行的。在长骨原始骨单位改建中，骨干表面与中央管之间留下的一些来自骨外膜血管的通道，即为穿通管，其周围无环形骨板包绕。在次级骨单位最先形成的一层骨板与吸收腔之间总是存在一明显的界限，即黏合线。成年时，长骨不再增粗，其内外表面分别形成永久性内外环骨板，骨单位的改建就在内外环骨板之间进行。

人一生中骨的改建是始终进行的，幼年时骨的建造速率大于吸收，成年人渐趋于平衡，老年人骨质的吸收速率则往往大于建造，使骨质变得疏松，坚固性与支持力也减弱。

第三节 肌肉、神经的构造和生理

一、骨骼肌的构造与功能

骨骼肌是运动系统的动力部分,绝大多数附着于骨骼,在人体内分布广泛,有 600 多块。

(一)骨骼肌的形态和构造

每块骨骼肌包括肌腹和肌腱两部分。肌腹主要由肌纤维组成;肌腱主要由平行排列的致密胶原纤维束构成,色白、强韧而无收缩功能,位于肌腹的两端,其抗张强度为肌腹的112～233 倍。肌腹借肌腱附着于骨骼。

肌的形态多样,按其外形大致可分为长肌、短肌、扁肌和轮匝肌 4 种。根据肌束方向与肌长轴的关系可分为与肌束平行排列的梭形肌或菱形肌,如缝匠肌、肱二头肌;半羽状排列的如半膜肌、指伸肌;羽状排列的如股直肌;多羽状排列的如三角肌、肩胛下肌;还有放射状排列的如斜方肌等。

(二)肌的辅助装置

在肌的周围有辅助装置协助肌的活动,具有保持肌的位置、减少运动时的摩擦和保护等功能,包括滑膜、滑膜囊、腱鞘和籽骨等。

1.筋膜

筋膜分浅筋膜和深筋膜。

(1)浅筋膜:又称皮下筋膜,位于真皮之下,由疏松结缔组织构成,浅动脉、皮下静脉、皮神经、淋巴管行走于浅筋膜内。

(2)深筋膜:又称固有筋膜,由致密结缔组织构成,位于浅筋膜的深面,包括体壁、四肢的肌肉和血管、神经等。

2.滑膜囊

滑膜囊为封闭的结缔组织囊,壁薄,内有滑液,多位于腱与骨面相接触处,以减少两者之间的摩擦。有的滑膜囊在关节附近和关节腔相通。

3.腱鞘

腱鞘是包围在肌腱外面的鞘管,存在于活动性较大的部位,如腕、踝、手指和足趾等处。腱鞘可分为纤维层和滑膜层两部分。腱鞘的纤维层又称腱纤维鞘,位于外层,为深筋膜增厚所形成的骨性纤维性管道,起滑车和约束肌腱的作用。腱鞘的滑膜层,又称腱滑膜鞘,位于腱纤维鞘内,是由滑膜构成的双层圆筒形的鞘。鞘的内层包在肌腱的表面,称为脏层;外层贴在腱鞘纤维层的内面和骨面,称为壁层。

4.籽骨

籽骨在肌腱内发生,直径一般只有几毫米,髌骨例外,为全身最大的籽骨。籽骨多在手掌面或足趾面的肌腱中,位于肌腱面对关节的部位,或固定于肌腱以锐角绕过骨面处。

(三)组织结构

组织结构由肌细胞组成,肌细胞间有少量的结缔组织、血管、淋巴管及神经。肌细胞因呈细长纤维形,又称为肌纤维,其细胞膜称肌膜,细胞质称肌质。致密结缔组织包裹在整块肌肉外面形成肌外膜。肌外膜的结缔组织伸入肌肉内,分隔包裹形成肌束,包裹肌束的结缔组织称肌束膜,分布在每条肌纤维外面的结缔组织称肌内膜。

1.光镜结构

骨骼肌纤维呈长圆柱形,是多核细胞,一条肌纤维内含有几十个甚至几百个核,核呈扁椭圆形,位于肌膜下方。在肌质中有沿肌纤维长轴平行排列的肌原纤维,细丝状,每条肌原纤维上都有明暗相间的带,各条肌原纤维的明带和暗带都准确地排列在同一平面上,构成骨骼肌纤维明暗相间的周期性横纹。明带又称 I 带,暗带又称 A 带,暗带中央有一条浅色窄带,称 H 带,H 带中央有一条深色的 M 线。明带中央有一条深色的 Z 线。相邻两条 Z 线之间的一段肌原纤维称为肌节。肌节递次排列构成肌原纤维,是骨骼肌纤维结构和功能的基本结构。

2.超微结构

(1)肌原纤维:肌原纤维由粗细两种肌丝构成,沿肌原纤维的长轴排列。粗肌丝位于肌节中部,两端游离,中央借 M 线固定。细肌丝位于肌节两侧,一端附着于 Z 线,另一端伸至粗肌丝之间,与之平行走行,其末端游离,止于 H 带的外侧。明带仅由细肌丝构成,H 带仅由粗肌丝构成,H 带两侧的暗带两种肌丝皆有。细肌丝由肌动蛋白、原肌球蛋白和肌钙蛋白组成。粗肌丝由肌球蛋白分子组成。

(2)横小管:横小管是肌膜向肌质内凹陷形成的管状结构,其走向与肌纤维长轴垂直,位于暗带与明带交界处。同一平面上的横小管分支吻合,环绕每条肌原纤维,可将肌膜的兴奋迅速传导至肌纤维内部。

(3)肌质网:肌质网是肌纤维中特化的滑面内质网,位于横小管之间。其中部纵形包绕每条肌原纤维,称纵小管;两端扩大呈扁囊状,称终池。每条横小管与两侧的终池组成三联体,在此部位将兴奋从肌膜传递到肌质网膜。肌质网膜上有钙泵和钙通道。

3.收缩原理

骨骼肌纤维的收缩机制为肌丝滑动原理,主要过程:①运动神经末梢将神经冲动传递给肌膜;②肌膜的兴奋经横小管传递给肌质网,大量 Ca^{2+} 涌入肌质;③Ca^{2+} 与肌钙蛋白结合,肌钙蛋白、原肌球蛋白发生构型或位置变化,暴露出肌动蛋白上与肌球蛋白头部的结合位点,两者迅速结合;④ATP 被分解并释放能量,肌球蛋白的头及杆发生屈曲转动,将肌动蛋白向 M 线牵引;⑤细肌丝在粗肌丝之间向 M 线滑动,明带缩短,肌节缩短,肌纤维收缩;⑥收缩结束后,肌质内的 Ca^{2+} 被泵回肌质网,肌钙蛋白等恢复原状,肌纤维松弛。

二、神经组织的构造与功能

神经系统包括中枢部和周围部,前者包括脑和脊髓,也称中枢神经系统,含有绝大多数神经元的胞体。周围部是指与脑和脊髓相连的神经,即脑神经、脊神经和内脏神经,又称周围神经系统,主要由感觉神经元和运动神经元的轴突组成。

神经组织由神经细胞和神经胶质细胞组成,神经细胞也称神经元,具有接受刺激、整合信息和传导冲动的能力。神经胶质细胞对神经元起支持、保护、营养和绝缘等作用。

(一)神经元的结构

1.胞体

(1)细胞核:位于胞体中央,大而圆,核膜明显,染色质多,核仁大而圆。

(2)细胞质:特征性结构为尼氏体和神经原纤维。

(3)细胞膜:是可兴奋膜,具有接受刺激、处理信息、产生和传导神经冲动的功能。

2.树突

每个神经元有一至多个树突,起接受刺激的功能。

3.轴突

每个神经元只有一个轴突,轴突末端的分支较多,形成轴突终末。轴突与胞体之间进行着物质交换,轴突内的物质运输称轴突运输。

（二）突触

神经元与神经元之间，或神经元与效应细胞之间传递信息的部位称为突触。突触也是一种细胞连接方式，最常见的是一个神经元的轴突终末与另一个神经元的树突、树突棘或胞体连接，分别形成轴-树突触、轴-棘突触或轴-体突触。一个神经元可以通过突触把信息传递给许多其他神经元或效应细胞，如一个运动神经元可同时支配上千条骨骼肌纤维。

（三）神经胶质细胞

1.中枢神经系统的神经胶质细胞

（1）星形胶质细胞是最大的一种神经胶质细胞。在脑和脊髓损伤时，星形胶质细胞可以增生，形成胶质瘢痕填补缺损。

（2）少突胶质细胞分布于神经元胞体附近及轴突周围，是中枢神经系统的髓鞘形成细胞。

（3）小胶质细胞是最小的神经胶质细胞。当神经系统损伤时，小胶质细胞可转变为巨噬细胞，吞噬死亡细胞的碎屑。

（4）室管膜细胞衬在脑室和脊髓中央管的腔面，形成单层上皮，称为室管膜。

2.周围神经系统的神经胶质细胞

（1）施万细胞参与周围神经系统中神经纤维的构成。

（2）卫星细胞是神经节内包裹神经元胞体的一层扁平或立方形细胞。

（四）周围神经系统

周围神经系统的神经纤维集合在一起，构成神经，分布到全身各器官。包裹在一条神经表面的结缔组织称为神经外膜。一条神经通常含若干条神经纤维束，其表面有神经束膜上皮，是由几层扁平的上皮细胞围绕形成。神经束膜上皮和束间的结缔组织共同构成神经束膜。在神经纤维束内，每条神经纤维表面的薄层结缔组织称神经内膜。在这些结缔组织中都存在小血管和淋巴管。

1.神经纤维

由神经元的长轴突及包绕它的神经胶质细胞构成。根据神经胶质细胞是否形成髓鞘，可将其分为有髓神经纤维和无髓神经纤维两类。

（1）有髓神经纤维：施万细胞为长卷筒状，一个接一个套在轴突外面，相邻的施万细胞不完全连接，于神经纤维上这一部分较狭窄，称郎飞结，在这一部位的轴膜部分裸露。相邻两个郎飞结之间的一段神经纤维称结间体。在有髓神经纤维的横切面上，施万细胞可分为3层，中层为多层细胞膜同心卷绕形成的髓鞘，以髓鞘为界胞质分为内侧胞质和外侧胞质。髓鞘的化学成分主要是脂蛋白，称髓磷脂。

（2）无髓神经纤维：施万细胞为不规则的长柱状，表面有数量不等、深浅不同的纵形凹沟，纵沟内有较细的轴突，施万细胞的膜不形成髓鞘包裹它们。因此，一条无髓神经纤维可含多条轴突。由于相邻的施万细胞衔接紧密，故无郎飞结。

2.神经末梢

神经末梢是周围神经纤维的终末部分，形成各种末梢装置，按功能分为感觉神经末梢和运动神经末梢两大类。

（1）感觉神经末梢：感觉神经元（假单极神经元）周围突的末端，通常和周围的其他组织共同构成感受器。①游离神经末梢：由较细的有髓或无髓神经纤维的终末反复分支而成。②触觉小体：分布在皮肤的真皮乳头处，以手指掌面最多。③环层小体：广泛分布在皮下组织、腹膜、肠系膜、韧带和关节囊等处。④肌梭：是分布在骨骼肌内的梭形结构。

（2）运动神经末梢：运动神经元的轴突在肌组织和腺体的终末结构，支配肌纤维的收缩，调节腺细胞的分泌，可分为躯体运动神经末梢和内脏运动神经末梢两类。①躯体运动神经末梢：分布于骨骼肌，位于脊髓前角或脑干的运动神经元胞体发出的长轴突，抵达骨骼肌时失去髓鞘，轴突反复分支，每一分支形成葡萄状终末，并与骨骼肌纤维建立突触连接，此连接区域呈椭圆形板状隆起，称为运动终板或神经肌连接。一个运动神经元及其支配的全部骨骼肌纤维合称一个运动单位。②内脏运动神经末梢：分布于心肌、各种内脏及血管的平滑肌和腺体等处。

3.神经节

在周围神经系统中，神经元胞体聚集构成了神经节。神经节包括脑神经节、脊神经节和内脏运动神经节。

（1）脑神经节连于脑神经，周围有结缔组织被膜。

（2）脊神经节在椎管内连于脊神经后根，也称背根神经节，表面有结缔组织被膜与脊神经膜相续。

（3）内脏运动神经节大小形态各异，表面也有结缔组织被膜，并向内伸展成支架。

4.周围神经再生

神经纤维因外伤或其他原因与胞体离断，则发生破坏和死亡，称为神经纤维溃变。神经纤维的溃变发生在与胞体离断数小时以后，此时的轴突和髓鞘末梢部分先出现膨胀，继而出现崩裂，溃解成碎片、小滴状，也称 Weller 变性。

神经纤维再生一般发生在损伤后的第 2～3 周，损伤的神经纤维胞体中的尼氏体逐渐恢复正常形态，胞核回到中央，与胞体相连的损伤神经轴突由损伤的近侧段向远侧生出数条幼芽,这些幼芽部分穿过损伤处的组织缝隙,并沿施万细胞索向远侧生长,最后到达原来所分布的组织器官,其余的幼芽分支则退化或消失。沿施万细胞索生长的轴突幼芽继续增粗,髓鞘也逐渐形成,神经纤维的功能逐渐恢复,此时神经纤维的再生过程初步完成,但有的幼芽进入神经的结缔组织内,形成神经瘤。

第四节　骨和软骨的损伤修复

一、骨的损伤修复——骨折愈合

骨折通常可分为外伤性骨折和病理性骨折两大类。骨的再生能力很强,经过良好复位后的单纯性、外伤性骨折,几个月内便可完全愈合,恢复正常的结构和功能。骨外膜、内膜中骨母细胞的增生和新骨质的产生是骨折愈合的基础。骨折愈合过程与软组织的愈合不同,软组织主要通过纤维组织完成愈合过程,而骨折愈合还需使纤维组织继续转变为骨来完成骨愈合过程。

(一)骨折愈合过程

实验结果表明,骨折愈合过程可分为以下几个阶段。

1.血肿形成

骨组织和骨髓都有丰富的血管,在骨折的两端及其周围伴有大量出血,形成血肿,6～8 小时内形成含有纤维蛋白网架的血凝块,纤维蛋白网架被认为是纤维细胞长入血肿的支架。血肿周围的吞噬细胞、毛细血管和幼稚的结缔组织很快长入血肿,后者主要分化为产生胶原纤维的成纤维细胞,与此同时常出现轻度的炎症反应。由于骨折伴有血管断裂,在骨折早期,常可见到骨髓组织的坏死。骨皮质亦可发生坏死,如果坏死灶较小,可被破骨细胞吸收;如果坏死灶较大,可形成游离的死骨片。

2.纤维性骨痂

骨痂形成于骨折后的 2～3 天,血肿被清除机化,新生血管长入,血管周围大量间质细胞增生,形成肉芽组织,血肿开始由肉芽组织取代,继而发生纤维化,形成纤维性骨痂,或称暂时性骨痂,肉眼及 X 线检查见骨折局部呈梭形肿胀。约1 周,上述增生的肉芽组织及纤维组织可进一步分化,形成透明软骨。透明软骨的形成一般多见于骨外膜的骨痂区,骨髓内骨痂区则少见。

3.骨性骨痂形成

骨折后的新骨形成,始于骨折后 7～10 天。上述纤维性骨痂逐渐分化出骨母细胞,并形成类骨组织,以后出现钙盐沉积,类骨组织转变为编织骨。纤维性骨痂中的软骨组织也经软骨化骨过程演变为骨组织,至此形成骨性骨痂。

按照骨痂的细胞来源及部位不同,可将骨痂分为外骨痂和内骨痂。外骨痂是由骨外膜的内层,即成骨细胞增生,形成梭形套状,包绕骨折断端。在长骨骨折时以外骨痂形成为主。内骨痂由骨内膜细胞及骨髓未分化间叶细胞演变为骨母细胞,形成编织骨。

从部位来说,骨痂可分为骨外膜骨痂、桥梁骨痂、连接骨痂和封闭骨痂。在血肿机化之前,来自骨外膜的成骨细胞只能绕过血肿,沿其外围与骨折线两端的外骨痂相连的骨痂称为桥梁骨痂。随着血肿的机化,纤维组织经软骨骨化,使内外骨痂相连,称之为连接骨痂。大约在 2 周内,髓腔损伤区大部分被成纤维细胞样的肉芽组织填充,逐渐转化为海绵质骨,由海绵质骨形成的新骨,从骨折两端开始,横过髓腔,称之为封闭骨痂。

4.骨痂改建或再塑

编织骨由于结构不够致密,骨小梁排列紊乱,故仍未达到正常功能需要。为了适应骨活动时所受应力,编织骨经过进一步改建成为成熟的板层骨,皮质骨和髓腔的正常关系及骨小梁正常的排列结构也重新恢复。改建是在破骨细胞的骨质吸收及骨母细胞的新骨质形成的协调作用下完成的。

骨折愈合过程中塑形,在骨愈合过程中已开始,在骨折愈合后仍持续较长的一段时间,最初塑形较快,当骨折牢固愈合后逐渐变慢。要使骨折愈合处塑造结实,髓腔再通,骨髓组织恢复,骨折线消失,恢复以前的正常结构,通常要几个月甚至几年。

(二)影响骨折愈合的因素

凡影响创伤愈合的全身及局部因素对骨折愈合都起作用。

1.全身因素

主要有年龄、营养因素,以及某些疾病如骨软骨病、糖尿病、维生素 C 缺乏症、梅毒、老年性骨质疏松症等。

2.局部因素

(1)局部血液供应:影响骨折愈合最根本的因素是局部的血液供应。一切影响血液供应的因素,都会直接影响骨折愈合过程。

（2）局部损伤程度：损伤严重的骨折，周围软组织损伤也较重，对周围组织和骨折断端血供影响较大，加重了骨断端的坏死程度，局部创伤性炎症改变较重，骨折愈合较慢。

（3）骨折断端的及时、正确的复位：完全性骨折由于肌肉的收缩，常常发生错位或有其他组织、异物的嵌塞，可使愈合延迟或不能愈合。及时、正确的复位是为以后骨折完全愈合创造必要的条件。

（4）骨折断端的及时、牢靠的固定：骨折断端即便已经复位，由于肌肉活动仍可错位，因而复位后的及时、牢靠的固定（如打石膏、小夹板或髓腔克氏针固定）更显重要，一般要固定到骨性骨痂形成后。骨折可靠的固定，可使骨折愈合在良好的功能位置。

（5）感染：感染是影响骨折愈合的重要因素之一。感染加重了骨的坏死程度，使骨折愈合过程受到干扰，可导致骨折延迟愈合和不愈合。

此外，应早日进行全身和局部功能锻炼，保持局部良好的血液供应。由于骨折后常需复位、固定及卧床，虽然有利于局部愈合，但长期卧床，血供不良，又会延迟愈合。局部长期固定不动也会引起骨及肌肉的失用性萎缩、关节强直等不利后果。为此，在不影响局部固定的情况下，应尽早离床活动。

骨折愈合障碍者，有时新骨形成过多，形成赘生骨痂，愈合后有明显的骨变形，影响功能的恢复。有时纤维性骨痂不能变成骨性骨痂，并出现裂隙，骨折两端仍能活动，形成假关节。

（三）病理性骨折

病理性骨折是指已有病变的骨，在通常不足以引起骨折的外力作用下发生的骨折，或没有任何外力而发生的自发性骨折。

1.骨的原发性或转移性肿瘤

骨的原发性或转移性肿瘤是病理性骨折最常见的原因，原发性骨肿瘤如多发性骨髓瘤、骨巨细胞瘤及骨肉瘤等，转移性骨肿瘤有转移性肾癌、乳腺癌、肺癌、甲状腺癌及神经母细胞瘤等。

2.骨质疏松

老年、各种营养不良和内分泌等因素可引起全身性骨质疏松，表现为骨皮质萎缩变薄，骨小梁变细、数量减少。肢体瘫痪、长期固定或久病卧床等可引起局部失用性骨质疏松。

3.内分泌紊乱

由甲状旁腺腺瘤或增生引起的甲状旁腺功能亢进，可导致骨的脱钙及大量破骨细胞堆积,骨小梁为纤维组织所取代。

4.骨的发育障碍

如先天性成骨不全。

二、软骨的损伤修复

一般认为成熟的软骨细胞在损伤后不能再生,因此修复能力有限。软骨再生起始于软骨膜的增生,这些增生的幼稚细胞形似成纤维细胞,以后逐渐变为软骨母细胞,并形成软骨基质,细胞被埋在软骨陷窝内变为静止的软骨细胞。软骨的修复表现为瘢痕形成与软骨肥厚,损伤部位附近的软骨细胞可增生成群。幼稚的软骨细胞可产生大量糖蛋白,但新生的胶原不足以修复成熟软骨裂伤所形成的缺损。

关节软骨损伤或缺损时,其修复过程有两种形式:①软骨层部分缺损,对于这类缺损,修复过程极为缓慢,不能达到软骨面平整的结果;②软骨全层缺损,其修复主要靠深层松质骨,即经由纤维结缔组织变为纤维软骨,有的最终也可变为透明软骨。软骨组织缺损较大时由纤维组织参与修补。

在骨关节炎、类风湿关节炎或其他关节病时,修复往往慢于破坏。关节炎晚期、关节内骨折和软骨下骨被刮除或钻孔后,关节软骨可被来自松质骨或滑膜血管翳的纤维软骨所代替。

随着年龄增长,关节软骨出现较明显凹陷,混浊并有小的糜烂,软骨厚度有所减少。形态学上,脂质空泡与微丝纤维有所增加,而糖蛋白与胶原之合成率则保持不变。随着年龄增长,细胞外脂质浓度有所增加,胶原的交叉链也可能有轻微变化。

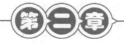

肩部及上臂损伤

第一节 复发性肩关节脱位

一、病因

复发性肩关节脱位的发生主要取决于初次脱位时的损伤程度。初次脱位的创伤程度、发生年龄、是否顺利复位、复位后的固定等因素均与日后的复发相关。一般来讲,初次脱位的创伤越大、年龄越小、复位困难、复位后的固定不足均易导致复发性脱位的发生。肩关节脱位复发的病理方面有以下几种原因。

(1)盂唇从关节盂腔的前缘上剥离,肩盂前方或前下方的盂唇一旦剥离,非手术治疗下愈合困难,易导致盂肱关节前方不稳。

(2)肩关节囊过度松弛,盂肱中韧带松弛或断裂,肩关节囊的前壁松弛及膨胀不易修复。随脱位次数增加,其松弛程度加重。

(3)肩关节前脱位时,肱骨头撞向关节盂缘,可导致肱骨头的后外侧面因撞击导致骨缺损。该部位的凹陷性骨缺损,使肱骨头外旋到达一定角度,加上后伸动作即可促使肱骨头的缺损部位自肩盂的边缘向前滑出,导致再次脱位。

二、分型

肩关节脱位可依据以下几方面来进行分型和决定治疗:不稳的方向、程度和病程,引起不稳的原发创伤,患者的年龄、心理状态及伴随疾病情况。

(一)肩关节脱位的分型

1.按方向分型

按方向分为前脱位、后脱位及上、下脱位。约97%的复发性脱位为前脱位,约 3% 为后脱位,上、下脱位极为罕见。

2.按程度分型

按程度分为半脱位或全脱位。

3.按病程分型

按病程分为急性、亚急性、慢性或复发性。如果肱骨头脱位超过 6 周,被称为慢性脱位。

4.按与脱位有关的创伤分型

按与脱位有关的创伤分为创伤性脱位,即由一次单独的创伤即可造成的脱位;微创伤性脱位(获得性的),即肢体运动时反复的创伤造成了关节囊盂唇复合体的塑性变形。

5.随意性脱位

即一些患有后方不稳定的患者能通过选择性地收缩肌肉,使其肩关节随意地脱位。对这些患者应以心理治疗为主。另对患有原发性神经肌肉疾病或综合征而伴发的复发性脱位,应首先进行药物治疗。

(二)患者的年龄

患者的年龄对于预后极为重要。依年龄常分为 20 岁以下、20~40 岁和 40 岁以上。

三、诊断

复发性肩关节脱位,有经常脱位的病史,当上臂外展、外旋和后伸时,即可发生脱位。但肩关节复发性半脱位的患者,症状不典型,有的患者诉说有肩关节滑进与滑出的感觉,有的无任何不适,常被漏诊。检查时应双侧对比,进行双肩关节的全面检查。观察肩部是否有萎缩,有无压痛,压痛部位和程度。检查双肩的主动与被动活动范围,评价三角肌、肩袖与肩胛骨稳定肌肉的肌力。此外,还有一些特殊检查可帮助判断肩关节的稳定性。

(一)肱骨头推移试验

上臂 0°外展位,检查者一手固定肩胛骨,另一只手握住肱骨头施加压力,观察肱骨头在关节盂中前后移位的程度。

(二)陷窝试验

分别在上臂 0°和 45°外展位,牵拉患侧上肢远端,观察肱骨头与肩峰间的陷窝,测量肱骨头与肩峰间距离,并分为三级,小于 1 cm 为 1+,1~2 cm 为 2+,大于 2 cm 为 3+,0°外展位时,半脱位更多地提示旋转间隙的松弛;而 45°外展位时,半脱位则提示下盂肱韧带复合体的松弛。

(三)负荷和位移实验

患者取仰卧位,在肩胛骨平面,将肢体在各个角度外展、外旋。检查患者的右肩时,检查者的左手握住肱骨近端,右手轻握住肘部。用左手在肱骨近端向前方施压,观测移位程度及脱位点。移位程度被分为0~3级。1级,移位超过对侧正常肢体;2级,肱骨头滑至关节盂缘的上方,但可自行复位;3级,脱位。检查左肩时相反。

(四)前方恐惧试验

将肩关节外展 90°,屈肘 90°,肩部在向前的压力下,轻度外旋上肢。此时患肩关节前方不稳定的患者一般可产生一种恐惧感。

(五)复位试验

复位试验用于检查击球运动员的不稳定。患者取仰卧位,肩关节外展 90°并外旋,检查者在肱骨的后部向前方施压,如果患者出现疼痛或脱位的恐惧感,则对肱骨施以向后的压力,使肱骨头复位于关节内,疼痛或恐惧感消失。若解除向后的压力,疼痛或恐惧感又出现,提示前方不稳定。

(六)其他

存在后方不稳定时,要判断患者是否能将肩关节随意脱位。如果患者有掌指关节过伸超过 90°、肘膝关节过伸、双肩关节松弛、拇指能被动触及前臂等表现提示存在韧带普遍松弛。

通过病史及体格检查一般能诊断肩关节不稳,常规 X 线检查可进一步支持诊断。X 线检查包括肩关节的前后位与腋窝侧位平片。如仍不能得出结论,必要时可行磁共振成像(MRI)扫描或计算机断层扫描(CT)关节造影。

四、治疗

(一)复发性肩关节前脱位的治疗

虽然已有 100 多种手术及更多的改良方法来治疗创伤性复发性肩关节前方不稳定,但却没有一种最好的方法。要获取满意效果需依据不同的病理特点选择手术方法。复发性肩关节前脱位的手术方法可分为下列几类:①修复关节囊前壁,加强肩关节前方稳定性的手术,常用的有 Bankart 手术和 Putti-Platt 手术;②肌止点移位,加强肩关节前壁的手术,常用的有 Magnuson-Stack 手术;③骨移植术;使用移植骨块修复肩盂的缺损,同时肌肉韧带的"悬吊作用"可有效地防止脱位复发,常用的是 Latarjet 术和 Bristow 术。

1.Bankart 手术

盂唇与关节囊在关节盂缘分离或关节囊较薄时,有行 Bankart 手术的指征。

该手术的优点是可矫正盂唇缺损并将关节囊重叠加固；主要缺点是手术操作较困难。

（1）患者体位：患者取仰卧位，患肩垫高，头端摇高 20°，整个肩部消毒并铺单。

（2）切口及显露：从喙突部至腋皱襞作一直切口，于胸大肌、三角肌间沟进入，将头静脉及三角肌牵向外侧，显露喙突及附着其上的肱二头肌短头、喙肱肌与胸小肌联合腱，向内侧牵开联合腱。如果显露困难，可行喙突截骨，先自喙突的尖部沿其纵轴钻一骨孔，以利于喙突重新固定。

（3）手术方法：骨刀截断喙突，将喙突尖与附着的联合腱一起向内下方牵开，注意勿损伤肌皮神经。外旋肩关节，显露整个肩胛下肌肌腱，如发现有裂口，在肱骨头上方修补该裂口，如果打算把肩胛下肌肌腱从关节囊上游离下来，则应在切断肩胛下肌肌腱后，切开关节囊前修补该裂口。如果打算水平切开肩胛下肌及其肌腱，则应在切开肩胛下肌前修补该裂口。切开肩胛下肌的方法：①二头肌间沟的外侧约 1 cm 处，锐性垂直分离肩胛下肌肌腱；②仅切开肩胛下肌肌腱的上 3/4，下 1/4 保留于原位以保护腋神经及其下方的血管；③沿肩胛下肌肌纤维方向分开。外旋肩关节打开关节囊，如关节囊松弛或多余，那么在关节囊修补过程中，应收紧松弛部分。外旋肩关节，垂直切开关节囊，如发现有 Bankart 损伤，则通过盂缘的 3 个骨孔将关节囊重新固定于关节盂缘，打孔前，用刮匙刮净肩胛颈边缘及前关节盂缘，促进关节囊附着并与骨组织愈合。骨孔距关节盂缘 4～5 mm，然后将关节囊的外侧部与关节盂缝合。检查肩关节的活动，外旋应能达到 30°。缝合前关节囊的所有剩余开口，将肩胛下肌肌腱缝回原位，如截断喙突，则要用 1 枚螺纹钉重新固定。

（4）术后处理：吊带固定肩关节，以防止外旋。第 3 天解除吊带，进行肩关节摆动锻炼。3 周后，开始肌肉等长收缩锻炼。3 个月后，进行抗阻力锻炼。6 个月时应恢复肩关节的全部功能。

2.Putti-Platt 手术

该方法的优点是不论肱骨头外上方是否缺损，不论盂唇是否脱落，均可防止肱骨头再脱位；缺点是术后肩关节外旋受限。

（1）手术方法：大部分与 Bankart 手术相似，主要不同在于重叠缝合关节囊和肩胛下肌肌瓣。用褥式缝合法将关节囊的外侧瓣缝在肩胛骨颈部软组织上，内旋上臂，并下压上臂近端，然后收紧结扎缝线。将关节囊的内侧瓣重叠缝于外侧瓣的浅层，然后将肩胛下肌向外侧移位，缝于肱骨头大结节处的肩袖肌腱上或肱二头肌沟处。缝合后肩胛下肌的张力应以肩关节仅能外旋35°～45°为宜。这样就形成一个抵御再脱位的结实的屏障。但当前关节囊组织结构较差或如果后肱骨头缺损较大需行手术以限制外旋时,这种重叠手术的作用极小。

(2)术后处理:同 Bankart 手术。

3.Magnuson-Stack 手术

由马格努森(Magnuson)与斯塔克(Stack)设计,该方法将肩胛下肌的止点由小结节移至大结节,这种手术的成功率较高,且简单可行,因而目前非常流行。其缺点是不能矫正盂唇及关节囊的缺损,且术后外旋受限。外旋恢复正常的患者会出现复发。

(1)手术方法:手术入路同 Bankart 手术,显露肩胛下肌后,外旋上臂,沿肩胛下肌的上、下缘做一切口,游离肩胛下肌至小结节的附着部。在肱骨小结节处将肩胛下肌凿开,附着一薄骨片,但不要损伤肱二头肌腱沟,将肩胛下肌向内侧掀起,显露肩关节囊。内旋上臂,显露肱骨大结节,在大结节部位选择新的附着点,其标准是能限制肩关节50%的外旋。选定新附着点后,在新的附着点骨皮质上凿楔形骨槽,骨槽外侧壁钻3～4个小孔,将肩胛下肌腱连同附着的骨片用粗丝线缝在骨槽内。将肩胛下肌上、下缘与邻近组织间断缝合,逐层缝合关闭切口。

(2)术后处理:同 Bankart 手术。

4.Bristow 手术

手术指征为关节盂缘骨折、慢性破损或前关节囊肌肉等支持组织结构不良。喙突转位的位置是否正确是手术成败的关键。喙突转位后必须贴近关节盂前缘,而不是超越。手术的关键:①喙突转位点在关节盂中线以下,距关节盂内侧缘5 mm 以内;②固定螺钉应不穿透关节面,并过关节盂后方皮质骨;③喙突与肩胛骨之间产生骨性融合。

该手术的主要缺点:①术后产生内旋挛缩;②不能矫正盂唇或关节囊的病理状况;③可能损伤肌皮神经;④肩胛下肌相对短缩,降低了内旋力量;⑤破坏了肩关节原有的解剖结构,损伤喙肩弓。

(1)手术方法:取肩关节前切口,于胸大肌、三角肌间沟进入,显露喙突及其上附着的联合腱。切断喙突,将喙突尖及与其附着的联合腱与喙肩韧带移向远端,注意保护肌皮神经。然后,找到肩胛下肌的上下界限,顺其肌纤维方向,约在该肌的中下1/3,由外向内劈开肩胛下肌,显露前关节囊。同法劈开前关节囊。探查关节内的病理变化。如果关节囊及盂唇从关节盂前缘剥离,用缝线将其缝合于新的骨床上。骨膜下剥离,显露肩胛颈前部。转位点位于关节盂中线以下,距关节盂内侧缘5 mm。在这一位置,钻一个直径3.2 mm的骨孔,穿过肩胛颈的后部皮质,测深,在喙突尖钻一个同样直径的孔。去除肩胛颈的所有软组织并使其表面粗糙。间断缝合关节囊,将转位的喙突尖及其附着的肌肉穿过肩胛下肌的水平裂隙固定于肩胛颈,用1枚适当长度的松质骨螺钉将喙突尖固定于肩胛颈。检查肌皮神经不被牵拉,间断缝合肩胛下肌纵裂,逐层缝合切口。

(2)术后处理:肩关节制动1周,然后悬吊制动3~4周,并进行肩关节摆动锻炼。6周后,不负重增加活动范围。3~4个月时进行非接触性运动。6个月后进行接触性运动。定期摄片,以观察转位的喙突或螺钉位置的变化。螺钉松动,应及时去除。可能仅有50%~70%的患者产生骨愈合,其余患者可产生牢固的纤维连接。

5.关节镜下Latarjet术

最近数年,在切开Latarjet手术成功及关节镜技术和器械改进的基础上,国际上开始尝试将高难度的切开Latarjet手术在关节镜下完成,既保留了切开手术稳定性好的优点,又采用了微创技术。关节镜下Latarjet手术拥有许多优势,包括:在肩胛盂前颈部提供了清楚的视野,可以准确地放置骨块和螺钉;可同时治疗伴随病理损伤;降低了肩关节术后粘连和僵硬的风险等。2010年,拉福斯(Lafosse)报道全关节镜下Latarjet手术是一个可行但高难度的技术,需要很长的学习曲线及一定程度的专业知识和技能。Latarjet手术区附近有臂丛神经和腋血管,是一个有潜在危险的手术,需要对肩胛下肌、喙突和臂丛神经解剖有十足的把握。这一技术的开展使复发性肩关节前脱位的治疗全面微创化。

(二)复发性肩关节后脱位的治疗

1.保守治疗

肩关节后方不稳定的初期应采用非手术治疗。治疗包括以下内容。

(1)教育指导患者避免特殊的、可引起后方半脱位的随意动作。

(2)进行外旋肌与三角肌后部的肌力锻炼,锻炼恢复肩关节正常的活动范围。经过至少4~6个月恰当的康复治疗后仍不能好转,并且疼痛与不稳定影响日常生活和工作,在排除了习惯性脱位且患者的情绪稳定后,则应采用手术治疗。

2.手术治疗

多年来已有多种类型的手术用于矫正肩关节后方不稳定,包括后关节囊肌腱紧缩术、关节囊后壁修复术,如反Bankart与反Putti-Platt手术,肌腱转位术,骨阻挡术及关节盂截骨术。

（1）后关节囊肌腱紧缩术：后关节囊肌腱紧缩术基本上是一种改良的反Putti-Platt 手术，由霍金斯（Hawkins）和扬达（Janda）提出。可用于肩关节反复遭受向后的创伤或有一定程度内旋丧失的运动员或体力劳动者。

手术方法：患者取侧卧位，患肢消毒铺单，应使其可被自由搬动。从肩峰后外侧角的内侧2 cm处开始做纵向切口，延伸至腋后部。顺肌纤维方向钝性剥离分开下方的三角肌，显露冈下肌与小圆肌。将上肢置于旋转中立位，平行关节线，垂直切开冈下肌肌腱与关节囊，注意保护小圆肌和腋神经。切开关节囊后，缝定位线，将肱骨头半脱位，检查关节，外旋上肢，将关节囊外侧缘缝合于正常的后关节盂盂唇上。如果盂唇已被剥离，在关节盂上钻孔固定关节囊的边缘。将关节囊内侧部与冈下肌向外侧缝合于关节囊外侧缘的表面。上肢应能内旋约20°。缝合三角肌筋膜，常规缝合切口。

术后处理：上肢用支具或肩人字石膏制动于外展 20°并外旋 20°位。非创伤性脱位的患者，制动6 周。创伤性脱位的患者，制动 4 周。然后除去支具，开始康复训练，先被动锻炼，后主动锻炼，一般经6 个月的积极锻炼，患者才能重新参加体育运动或重体力工作。

（2）关节盂截骨术。①手术方法：患者取侧卧位。切口同后关节囊肌腱紧缩术，显露三角肌肌纤维。在肩峰后角内侧 2.5 cm 处，顺三角肌肌纤维方向向远端将三角肌劈开 10 cm，向内、外侧牵开三角肌，显露下方的冈下肌与小圆肌。然后，将小圆肌向下翻至关节囊水平。切断冈下肌肌腱并将其翻向内外侧，注意勿损伤肩胛上神经。垂直切开关节囊显露关节。于关节盂缘截骨，截骨部位不要超过关节盂面内侧0.6 cm，以免损伤肩胛上神经。骨刀边推进，边撬开截骨部，使后关节盂产生向外侧的塑性变形。截骨不应穿出前方，应恰好止于肩胛骨的前侧皮质部，以形成完整的前侧皮质、骨膜软组织链，使移植骨不用内固定即能固定于截骨处。然后从肩峰取约 8 mm×30 mm 的移植骨，用骨刀撬开植骨处，插入移植骨。维持上肢于旋转中立位。将内侧关节囊向外并向上牵拉缝在外侧关节囊的下面。将外侧关节囊向内并加上牵拉缝在内侧关节囊上。然后在上肢旋转中立位修复冈下肌肌腱。②术后处理：术后用石膏或支具维持上肢于外展10°～15°并旋转中立位。6～8 周拆除石膏，循序渐进开始康复锻炼。

第二节　肩锁关节脱位

一、病因

肩锁关节脱位通常由暴力自上而下作用于肩峰所致。坠落物直接砸在肩顶部后，锁骨下移，由于第 1 肋骨阻止了锁骨的进一步下移，如果锁骨未骨折，则肩锁韧带、喙锁韧带断裂，同时可伴有三角肌和斜方肌锁骨附着点的撕裂，肩峰、锁骨和喙突的骨折，肩锁纤维软骨盘的断裂和肩锁关节的关节软骨骨折。锁骨的移位程度取决于肩锁和喙锁韧带、肩锁关节囊，以及斜方肌和三角肌的损伤程度。

二、分型

尤里斯特（Urist）根据关节面解剖形态和排列方向，把肩锁关节分为 3 种形态（图 2-1）。①Ⅰ型：冠状面关节间隙的排列方向自外上向内下，即锁骨端关节面斜形覆盖肩峰端关节面。②Ⅱ型：关节间隙呈垂直型排列，两个关节面相互平行。③Ⅲ型：关节间隙由内上向外下，即肩峰端关节面斜形覆盖锁骨端关节面。Ⅲ型的结构居于稳定型，Ⅰ型属于不稳定型。在水平面上，肩锁关节的轴线方向由前外指向后内。

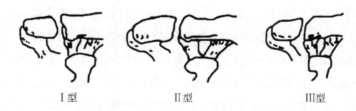

Ⅰ型　　　　　　Ⅱ型　　　　　　Ⅲ型

图 2-1　肩锁关节 3 种形态

三、分类

罗克伍德（Rockwood）等将肩锁关节脱位分为Ⅰ～Ⅵ型（图 2-2）。

（一）Ⅰ型

Ⅰ型指肩锁关节的挫伤，并无韧带断裂和关节脱位，肩锁关节稳定，疼痛轻微，早期 X 线片阴性，后期可见锁骨远端骨膜的钙化。

（二）Ⅱ型

由更大的外力引起，肩锁韧带和关节囊破裂，但喙锁韧带完好，肩锁关节不稳定,尤其是在前后平面上不稳定。X线片上可看到锁骨外侧端高于肩峰,但高出的程度小于锁骨的厚度,肩锁关节出现明显的疼痛和触痛,必须拍摄应力下的X线片来确定关节不稳定的程度。

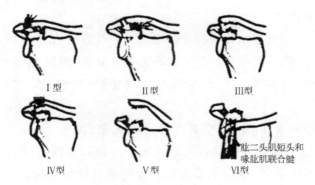

图 2-2　肩锁关节损伤分 6 型

(三)Ⅲ型

损伤肩锁韧带和喙锁韧带及锁骨远端三角肌附着点的撕裂。锁骨远端高于肩峰至少一个锁骨厚度的高度。

(四)Ⅳ型

损伤的结构与Ⅲ型损伤相同,但锁骨远端向后移位进入或穿过斜方肌。

(五)Ⅴ型

损伤三角肌与斜方肌在锁骨远端上的附着部均从锁骨上分离,肩锁关节的移位程度为100％～300％,同时在锁骨和肩峰之间出现明显的分离。

(六)Ⅵ型

损伤较少见,由过度外展使肩锁韧带和喙锁韧带撕裂所致,锁骨远端移位至喙突下、肱二头肌和喙肱肌联合腱后。

四、临床表现及诊断

查体有局部疼痛、肿胀及肩锁关节不稳定伴锁骨远端移位,X线片可以帮助评价损伤的程度。患者直立,摄双侧肩锁关节的前后位平片,然后进行两侧比较。必要时可在患者腕部悬挂4.5～6.8 kg的重物,可以观察到肩锁关节的不稳定,重物最好系在患者腕部,避免让患者用手握,以使上肢肌肉能够完全放松。

五、治疗

(一)非手术治疗

Ⅰ型损伤通常采用吊带制动,配合局部冰敷、止痛药物治疗。Ⅱ型损伤的治疗方法与Ⅰ型相似,如果锁骨远端移位的距离不超过锁骨厚度的1/2,可应用绑扎、夹板或吊带制动2～3周,但必须在6周以后才能恢复举重物或参加体育运动。

(二)手术治疗

对于Ⅲ、Ⅳ、Ⅴ、Ⅵ型损伤应行手术治疗,手术方法有许多种,可以分为5个主要类型:①肩锁关节复位和固定;②肩锁关节复位、喙锁韧带修复和喙锁关节固定;③前两种类型的联合应用;④锁骨远端切除;⑤肌肉转移。常用的手术方法如下所述。

1.喙锁韧带缝合、肩锁关节克氏针内固定术(改良 Phemister 法)

通过肩部前内侧的 Thompson 和 Henry 入路,显露肩锁关节、锁骨外侧端及喙突。探查肩锁关节,去除关节盘或其他妨碍复位的结构,然后褥式缝合肩锁韧带,暂不要打结,接着逆行穿出克氏针,整复脱位的肩锁关节后顺行穿入,使其进入锁骨2.5～4.0 cm。通过前后位和侧位(腋部)X 线片检查克氏针的位置和复位的情况。如二者均满意,则于肩峰外侧边缘将克氏针折弯90°并剪断,保留0.6 cm的钩状末端以防止其向内侧移位,旋转克氏针,将末端埋于肩峰下软组织内,修复肩锁关节囊和韧带,并将预先缝合喙锁韧带的线收紧打结,修复斜方肌和三角肌止点的损伤。术后处理用肩胸悬吊绷带保护,术后2周去除绷带并拆线,开始主动活动,8周在局麻下拔除克氏针。克氏针的折断和移位是常见的并发症。

2.喙锁关节的缝线固定术

做一个弧形切口显露肩锁关节、锁骨的远端和喙突,彻底清除关节盘或其他碎屑,褥式缝合断裂的喙锁韧带,暂不打结。用直径约为0.7 cm 的钻头在喙突上方的锁骨上前后位钻两个孔,在喙突基底的下方穿过1根不吸收缝线,并向上穿过锁骨的两个孔,复位肩锁关节,打紧缝线,这样缝线就可不绕住整个锁骨,以避免缝线割断锁骨。如果仍有前后向不稳定,可按 Phemister 法用1枚克氏针固定肩锁关节,最后收紧打结喙锁韧带的缝线,修复肩锁关节囊,缝合撕裂的三角肌和斜方肌。术后处理同改良 Phemister 法。

3.喙锁关节螺钉内固定及喙锁韧带缝合术(改良 Bosworth 法)

通过前内侧弧形切口显露肩锁关节和锁骨末端,向远外侧牵开三角肌以暴露喙突尖和喙锁韧带。(图2-3)同 Phemister 法一样,检查肩锁关节,去除关节盘或其他妨碍复位的结构,缝合喙锁韧带,暂不要打结,用直径为4.8 mm 的钻头在锁骨上垂直钻一个孔,此孔在锁骨复位后应同喙突基底在同一直线上。复位锁骨,用另外一个直径为 3.6 mm 的钻头通过先前在锁骨上钻好的孔在喙突上再钻一个孔,选择一个长度合适的 Bosworth 螺钉穿过两孔,拧紧螺钉使锁骨上表面与肩峰上表面平齐,收紧打结喙锁韧带缝线,修复撕裂的斜方肌和三角肌止点。术后用悬吊带制动,1 周后去除悬吊,开始轻微的主动功能锻炼,术后 2 周拆线,6～8 周取出螺钉,10 周内避免超过 90°的外展运动和举重物。

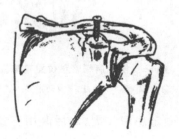

图 2-3　改良 Bosworth 法

4.锁骨远端切除术

通过前方弧形切口显露肩锁关节、锁骨外侧端及喙突,沿锁骨长轴切开关节囊和肩锁上韧带,骨膜下剥离显露锁骨,然后修复关节囊和韧带,用咬骨剪或摆动锯在骨膜下自下外方斜向内上方截除 1 cm 长的锁骨外侧端,挫平上缘残端。褥式缝合损伤的喙锁韧带,暂不打结,交叉穿入 2 枚克氏针,将锁骨外侧端维持在正常位置。术后悬吊制动 1 周,进行轻微的主动环绕运动,术后 2 周拆线,增加活动量,4 周内避免抬举重物,8 周内避免体育活动。

5.喙肩韧带移位加强肩锁关节术

通过前内侧弧形切口显露肩锁关节、锁骨外侧端及喙突,切断喙肩韧带在喙突前外侧缘的起点,向下推压锁骨外侧段,复位肩锁关节,用克氏针 1～2 枚,贯穿固定肩锁关节,将喙肩韧带向前上翻转,固定缝合于锁骨外侧端前方,修复肩锁韧带和喙锁韧带。术后处理同 Stewart 法。

6.喙肩韧带移位重建喙锁韧带术

同 Neviaser 法显露肩锁关节、锁骨外侧端及喙突,切断喙肩韧带在肩峰前内侧缘的起点。(图 2-4)在锁骨外侧端相当于喙突尖的上方行锁骨切骨术,切骨线由内下向外上倾斜,切除锁骨外侧端约 2 cm。在切骨端近侧 1 cm 处,于锁骨前壁钻两个骨孔,以细钢丝或粗丝线在喙肩韧带的肩峰端做褥式缝合,两线端分别经髓腔,从锁骨的骨孔引出。下压锁骨,恢复正常喙锁间距,抽紧缝线,结扎固定,使喙肩韧带移入锁骨断端的髓腔内。

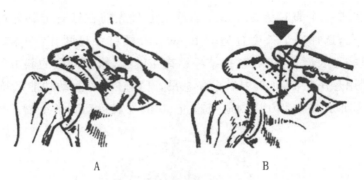

图 2-4　Weaver 法喙肩韧带移位重建喙锁韧带术

A.切除锁骨外侧端,切断喙肩韧带;B.喙肩韧带移入锁骨断端的髓腔内

术后用 Velpeau 绷带固定患肩 4 周,之后改用三角巾悬吊 4 周,术后 8 周去除悬吊,进行康复训练。

7.Dewar 手术

显露肩峰、肩锁关节及锁骨外侧端,自肩峰和锁骨外侧端前方切断三角肌附着点,行骨膜下剥离,显露肩锁关节。切除破碎的肩锁关节囊、软骨盘,显露锁骨外侧端并切除 1.0 cm。切开喙突上方的锁骨前方骨膜,将锁骨前面 1.5～2.0 cm 的皮质骨制成粗糙面,于骨粗糙面中央由前向后钻孔备用。切开胸肌筋膜,显露喙突及其下方的肱二头肌短头、喙肱肌和胸小肌。在肱二头肌短头、喙肱肌和胸小肌之间作由下而上的逆行分离,至喙突前、中 1/3 交界处,环形切开骨膜,在喙突角部由前向后钻孔备用。以骨刀在喙突前、中 1/3 处截骨,使喙突骨块连同肱二头肌短头和喙肱肌一起向下翻转,以 1 枚适当长度的加压螺钉贯穿固定喙突骨块于锁骨前方原钻孔部位。将三角肌前部重新缝合。

术后三角巾悬吊患臂 3 周,3 周后练习上举及外展活动,6～8 周后即可进行负重功能训练。

8.锁骨钩钢板内固定、喙锁韧带缝合术

近年来,有学者采用锁骨钩钢板内固定,喙锁、肩锁韧带缝合治疗肩锁关节脱位(图 2-5)取得了满意疗效。该方法固定牢靠,并可早期行肩关节功能锻炼,又无克氏针内固定断裂后游走的危险。

9.关节镜下微创治疗肩锁关节脱位

随着关节镜技术的发展,微创理念的不断推广,传统的切开复位手术已经逐渐地被小切口微创手术和关节镜手术所取代,关节镜下手术治疗肩锁关节脱位被越来越多的临床医师和患者所接受,并取得了较好的疗效。

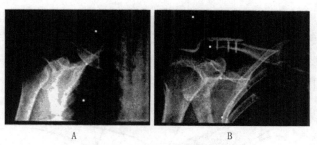

图 2-5　肩锁关节脱位锁骨钩钢板内固定、喙锁韧带缝合术
A.术前 X 线片；B.术后 X 线片

（1）关节镜下螺钉固定肩锁关节：采用这种手术方法的优点是，关节镜下直视喙突下面的结构，有助于选择合适长度的空心钉，并将空心钉置于合适的位置。螺钉固定可以防止锁骨脱位，并防止肩锁关节复位不良。还有助于检查肩关节和肩峰下间隙的损伤。

（2）关节镜下喙肩韧带转位重建喙锁韧带：喙肩韧带可以防止肱骨头向上方移位，以及保持前后向的稳定性。因此，有巨大肩袖损伤的患者不适于此类手术。使用喙肩韧带转位重建喙锁韧带不仅使肩锁关节得到重建，而且喙肩韧带为新生的细胞和胶原纤维提供了支撑结构。此外，这种术式还保留了胸肩峰动脉的肩峰支，有利于组织愈合。术中没有破坏肩锁关节周围的稳定结构，患者术后可早期活动患肢。

（3）关节镜下纽扣钢板重建喙锁韧带：采用纽扣钢板重建喙锁韧带，无须再次手术拆除内固定钢板，带祥纽扣钢板生物力学强度大，能够满足生物力学需求，术后对肩关节外展和上举活动影响小，有利于早期功能锻炼，可减少肩锁关节炎和肩关节粘连的发生。

第三节　胸锁关节脱位

一、解剖与损伤机制

胸锁关节是由锁骨内侧端与胸骨柄切迹构成的关节，锁骨关节面较胸骨关节面大，锁骨内侧关节面仅有 50％与向外倾的胸骨关节面相对，其间借一个软骨盘补偿。胸锁关节由关节囊、前后胸锁韧带、锁骨间韧带和肋锁韧带维持其稳定性(图 2-6)。正常状态下胸锁关节约有 40°的活动范围。上肢外展时肩前方受到暴力可导致锁骨内端向前移位,胸锁关节发生前脱位。暴力作用于肩部后外侧,可导致锁骨移位到胸骨后方,发生胸锁关节后脱位。胸锁关节脱位也可以是先天性的,还可在发育、退变及炎症过程中发生。

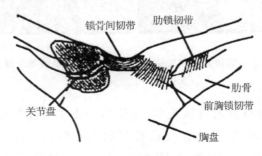

图 2-6　胸锁关节解剖图

二、临床表现

当创伤导致前脱位时,会产生剧烈疼痛,脱位关节处有明显的肿胀和前突畸形,锁骨内端相对于胸骨向前隆起,而在靠近第 1 肋骨处出现凹陷,程度取决于韧带损伤的程度。胸锁关节后脱位很少见,但锁骨内端向后移位,可导致气管、食管、胸导管或纵隔内大血管的损伤,故可能会出现严重的损伤。

三、诊断及鉴别诊断

(一)诊断

对症状和体征可疑有胸锁关节脱位者,可进一步行前后位 X 线片检查和 CT 扫描。以胸骨为中心的胸腔上部的顶前凸位 X 线片具有诊断意义,阳性表现是锁骨内端位于对侧正常锁骨内端前方或后方。CT 扫描可显示胸锁关节的结构变化,明确诊断胸锁关节脱位。

(二)鉴别诊断

胸锁关节是半脱位还是脱位,取决于关节囊韧带、关节软骨盘及锁骨间韧带和肋锁韧带的损伤程度。20 岁以下患者的锁骨内端骨骺损伤与胸锁关节脱位表现相似,应加以鉴别。

四、治疗

(一)手法复位外固定

胸锁关节后脱位的闭合复位方法有两种:一种为患者取仰卧位,在肩胛骨间垫大沙袋,肩内收位牵引患侧上肢,由前向后用力下压肩和锁骨远端;另一种为外展位牵引伤肢,用手指夹住锁骨,用力向前牵引以帮助复位,如仍不能复位,消毒皮肤,用无菌巾钳夹住锁骨,向前牵引复位。大多数后脱位复位后是稳定的,复位后以"8"字绷带、商品化的锁骨固定带或"8"字石膏固定4周,限制活动6周。如果在全麻状态下仍无法使后脱位闭合复位,应行手术复位,因为使其处于脱位状态是危险的。手术复位时应找有胸外科经验的医师会诊。

(二)切开复位内固定

1.前脱位者

如不易复位或有小片骨折,整复不易维持关节的对合关系,且有疼痛者,可考虑行开放复位,用2枚克氏针经过关节固定,合并有骨折者也可用2枚空心拉力螺钉内固定,用克氏针时需将克氏针尾端弯成钩状,以防克氏针移位。(图2-7)缝合修复撕破或断裂的胸锁前韧带,术后用前"8"字石膏绷带固定4周,6周左右拔除克氏针,活动关节。

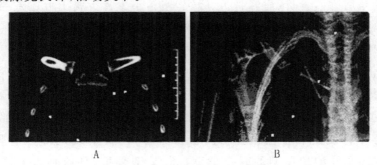

A   B

图 2-7 锁骨近端骨折并胸锁关节脱位切开复位空心钉内固定

A.术前 CT 表现;B.术后 X 线表现

2.后脱位者

不能用手法复位,或有气管或纵隔血管压迫症状者,沿锁骨内侧段切口,暴露胸锁关节及锁骨内侧段,在直视下向外牵引上臂,并用巾钳夹住锁骨内端向外前方牵拉,使脱位整复,并用2枚克氏针经过关节固定,尾端弯成钩状,术后用后"8"字石膏固定5周,6周左右拔除克氏针。

3.陈旧性未复位的胸锁关节前脱位

一般认为即使造成了功能丧失,也是程度较轻的。这种疾病手术治疗的指征是患者主诉在用力或者在体育运动时上臂乏力和疲劳。常用的手术方法有在锁骨和第1肋骨周围使用筋膜条固定,在锁骨和胸骨之间行阔筋膜稳定术、锁骨下肌腱移植重建术、锁骨内侧端切除术。

第四节　肩胛骨骨折

肩胛骨位于两侧胸廓后上方,周围有丰厚的肌肉覆盖,骨折较为少见。肩胛骨对上肢的稳定和功能起着重要的作用,骨折后如不能得到正确治疗,可能会对上肢功能造成严重影响。

一、骨折分类

(一)按部位分类

肩胛骨骨折按解剖部位可分为肩胛体骨折、肩胛冈骨折、肩胛颈骨折、肩胛盂骨折、喙突骨折和肩峰骨折等。肩胛体和肩胛冈骨折最为常见,其次为肩胛颈骨折,然后是肩胛盂骨折、肩峰骨折、喙突骨折,不少骨折属于上述各类的联合骨折。另外,还有肌肉和韧带附着点的撕脱骨折、疲劳骨折或应力骨折。

1.肩胛盂关节内骨折

此类骨折可进一步分为 6 种类型。①Ⅰ型盂缘骨折:通常合并肩关节脱位。②Ⅱ型骨折:是经肩胛盂窝的横形或斜形骨折,可有肩胛盂下方的三角形游离骨块。③Ⅲ型骨折:累及肩胛盂的上1/3,骨折线延伸至肩胛骨的中上部并累及喙突,经常合并肩锁关节脱位或骨折。④Ⅳ型骨折:骨折线延伸至肩胛骨内侧。⑤Ⅴ型骨折:是Ⅱ型和Ⅳ型的联合类型。⑥Ⅵ型骨折:是肩胛盂的严重粉碎性骨折。

2.喙突骨折

根据骨折线与喙锁韧带的位置关系,可进一步分成两型。①Ⅰ型骨折:位于韧带附着点后方,有不稳定倾向。②Ⅱ型骨折:位于韧带前方,稳定。

(二)按关节内外分类

根据骨折是否累及肩盂关节面,肩胛骨骨折可分为关节内骨折和关节外骨折。关节外骨折根据稳定性,又可进一步分为稳定的关节外骨折和不稳定的关节外骨折两种。

1.关节内骨折

此类骨折为涉及肩胛盂关节面的骨折,常合并肱骨头脱位或半脱位。肩胛盂骨折中只有 10% 有明显的骨折移位。

2.稳定的关节外骨折

此类骨折包括肩胛体骨折、肩胛冈骨折和一些肩胛骨骨突部位的骨折。单独的肩胛颈骨折，一般较稳定，也属稳定的关节外骨折。

3.不稳定的关节外骨折

此类骨折主要指合并锁骨中段移位骨折的肩胛颈骨折，即"漂浮肩"损伤（图 2-8），该损伤常由严重暴力引起，此种骨折造成整个肩胛带不稳定。由于上臂的重力作用，它有向尾侧旋转的趋势。常合并同侧肋骨骨折，也可损伤神经血管束，包括臂丛神经。

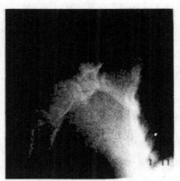

图 2-8　"漂浮肩"损伤

二、临床表现及诊断

肩胛骨骨折根据外伤史、症状、体征及 X 线检查，可明确诊断。

(一)病史

1.体部骨折

常由直接暴力引起，受伤局部常有明显肿胀，皮肤常有擦伤或挫伤，压痛也很明显，血肿的刺激可引起肩袖肌肉的痉挛，使肩部运动障碍，表现为假性肩袖损伤的体征。但当血肿吸收后，肌肉痉挛消除，肩部主动外展功能即恢复。喙突骨折或肩胛体骨折时，当深吸气时，胸小肌和前锯肌带动骨折部位活动可使疼痛加剧。

2.肩胛盂和肩胛颈骨折

多由间接暴力引起，即跌倒时肩部外侧着地，或手掌撑地，暴力经肱骨传导冲击肩胛盂或肩胛颈造成骨折。多无明显畸形，易于漏诊。但肩部及腋窝部肿胀、压痛，活动肩关节时疼痛加重，骨折严重移位者可有肩部塌陷，肩峰相对隆起呈方肩畸形，犹如肩关节脱位的外形，但伤肢无外展、内收、弹性固定情况。

3.肩峰骨折

肩峰突出于肩部,多为自上而下的直接暴力打击,或由肱骨突然强烈的杠杆作用引起,多为横断面或短斜面骨折。肩峰远端骨折,骨折块较小,移位不大;肩峰基底部骨折,远侧骨折块受上肢重量的作用及三角肌的牵拉,向前下方移位,影响肩关节的外展活动。

(二)X 线检查

多发损伤患者或怀疑有肩胛骨骨折时,应常规拍摄肩胛骨 X 线片,常用的有肩胛骨正位、侧位、腋窝位和穿胸位 X 线片。注意肩胛骨在普通胸部正位片上显示不清,因为肩胛骨与胸廓冠状面相互重叠。此外,还可根据需要加拍一些特殊体位平片,如向头侧倾斜 45°的前后位平片可显示喙突骨折。CT 检查能帮助辨认和确定关节内骨折的程度和移位,以及肱骨头的移位程度。因为胸部合并损伤的发生率高,胸片应作为基本检查方法的一部分。

(三)合并损伤

诊断骨折的同时,应注意检查肋骨、脊柱及胸部脏器的损伤。肩胛骨周围有肌肉和胸壁保护,所以只有高能量创伤才会引起骨折。肩胛骨骨折多由高能量直接外力引起,因此合并损伤发生率高达 35%～98%。合并损伤常很严重,甚至危及生命。然而,在初诊时却常常漏诊。最常见的合并损伤是同侧肋骨骨折并发血气胸,其次是锁骨骨折、颅脑闭合性损伤、头面部损伤、臂丛损伤。肩胛骨合并第 1 肋骨骨折时,因可伤及肺和神经血管,故特别严重。

三、治疗

绝大多数肩胛骨骨折可采用非手术方法治疗,只有少数患者需行手术治疗。由于肩胛骨周围肌肉覆盖多,血液循环丰富,骨折愈合快,骨折不愈合很少见。

(一)肩胛体和肩胛冈骨折

肩胛体和肩胛冈骨折一般采用非手术治疗,可用三角巾或吊带悬吊制动患肢,早期局部辅以冷敷,以减轻出血及肿胀。伤后 1 周内,争取早日开始肩关节钟摆样功能锻炼,以防止关节粘连。随着骨折愈合,疼痛减轻,应逐步锻炼关节的活动范围和肌肉力量。

(二)肩峰骨折

如肩峰骨折移位不大,或位于肩锁关节以外,用三角巾或吊带悬吊患肢,避免做三角肌的抗阻力功能训练。如骨折块移位明显,或移位到肩峰下间隙,影响肩关节运动功能,则应早期行切开复位内固定手术。手术取常规肩部切口,内固定可采用克氏针张力带钢丝,骨块较大时也可选用拉力螺钉内固定。如合并深层肩袖损伤,应同时行相应治疗。

(三)喙突骨折

对不稳定的Ⅰ型骨折应行手术治疗。对单纯喙突骨折可以保守治疗,因为喙突是否解剖复位对骨折愈合及局部功能没有影响。但如合并有肩锁分离、严重的骨折移位、臂丛受压、肩胛上神经麻痹等情况,则需考虑手术复位,用松质骨螺钉固定治疗。

(四)肩胛颈骨折

对无移位或轻度移位的肩胛颈骨折,可采用非手术方法治疗。用三角巾制动患肢2~3周,4周后开始肩关节功能锻炼。

肩胛颈骨折在冠状面和横截面成角超过40°或移位超过1 cm时,需要行手术治疗。根据骨折片的大小和骨折的类型,在单纯的拉力螺钉和支撑接骨板之间选择内固定物。使用后入路,单个螺钉可从后方拧入盂下结节。骨折片很大时,应在后方使用1/3管状接骨板支撑固定,使带有关节面的骨片紧贴于肩胛骨近端的外缘。接骨板与直径为3.5 mm的皮质骨拉力螺钉的结合使用,增加了固定的稳定程度。合并同侧锁骨骨折的肩胛颈骨折,即"漂浮肩"损伤,由于肩胛骨很不稳定,移位明显,应采用手术治疗。通常先复位固定锁骨,锁骨骨折复位固定后,肩胛颈骨折常常也可得到大致的复位,如肩胛骨稳定就不需切开内固定肩胛颈骨折;如锁骨复位固定后肩胛颈骨折仍不能有效复位,或仍不稳定,就需进一步手术治疗肩胛颈骨折。

(五)肩胛盂骨折

肩胛盂骨折只占肩胛骨骨折的10%,而其中有明显骨折移位者占肩胛盂骨折的10%。对大多数轻度移位的骨折患者可用三角巾或吊带保护,早期开始肩关节活动范围的练习。一般制动6周,去除吊带后,继续进行关节活动范围练习及逐步开始肌肉力量的锻炼。

1.Ⅰ型盂缘骨折

如骨折块面积占肩盂面积的25%(前方)或33%(后方),或移位超过10 mm将会影响肱骨头的稳定并引起半脱位现象,应考虑手术切开解剖复位和内固定。目的在于重建骨性稳定,以防止慢性肩关节不稳定。以松质骨螺钉或以皮质骨螺钉采用骨块间加压固定(图2-9)。如肩盂骨块粉碎,则应切除骨碎片,取髂骨植骨固定于缺损处。小片的撕脱骨折,一般是肱骨头脱位时由关节囊、唇撕脱所致。前脱位时发生在盂前缘,后脱位时见于盂后缘。肱骨头复位后,采用三角巾或吊带保护3~4周。

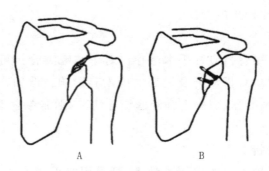

图 2-9　盂缘骨折松质骨螺钉内固定

A.盂缘骨折；B.松质骨螺钉内固定

2.Ⅱ型骨折

如果出现台阶移位 5 mm 时，或骨块向下移位伴有肱骨头向下半脱位，应行手术复位固定。可采用后方入路，复位盂下缘骨折块，以拉力螺钉向肩胛颈上方固定。也可采用易调整外形的重建钢板，置于肩胛颈的后方或肩胛体的外缘固定。

3.Ⅲ～Ⅴ型骨折的手术指征

骨折块较大合并肱骨头半脱位，采用肩后方入路，复位盂下缘骨折块，以拉力螺钉向肩胛颈上方固定。也可采用易调整外形的重建钢板，置于肩胛颈的后方或肩胛体的外缘固定（图 2-10）；关节面台阶大于等于 5 mm，上方骨块向侧方移位或合并喙突、喙锁韧带、锁骨、肩锁关节、肩峰等所谓肩上部悬吊复合体（SSSC）损伤时，可采用后上方入路复位骨折块，采用拉力螺钉，将上方骨折块固定于肩胛颈下方主骨上。手术目的是防止肩关节的创伤性骨关节炎、慢性肩关节不稳定和骨折不愈合。

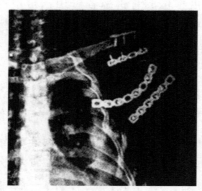

图 2-10　肩胛骨骨折合并肩锁关节脱位，切开部位重建钢板、锁骨钩钢板内固定术后

4. Ⅵ型骨折

Ⅵ型骨折较少见,也缺乏大宗病例或对照研究结果指导治疗。由于盂窝严重粉碎,不论骨块移位与否或有无肱骨头半脱位的表现,一般都不行切开复位。可采用三角巾悬吊制动,或用外展支架制动,也可采用尺骨鹰嘴牵引,早期活动锻炼肩关节。如果上肩部悬吊复合体有严重损伤,可行手术复位、固定,如此可间接改善盂窝关节面的解剖关系。

5. 肩胛盂骨折关节镜手术

修复骨性 Bankart 损伤,先经标准的后方入路施行诊断性关节镜。通常情况下,关节镜视野最初会被骨折血肿所阻挡。使用关节镜刨刀清除骨折血肿,最终可观察到骨折块。尽可能低地定位前方入路,使得经该入路到达下方肩胛盂具有最大可能性。然后建立前上外侧入路(ASL),该入路不仅是重要的观察入路,也是重要的操作入路。重要的是在所有 3 个关节内入路中都使用关节镜套管,可在各个入路之间便捷地转换关节镜和器械,以获得理想的视野和操作通道。然后确认所有的伴随病变。在发现 Bankart 损伤之后,便必须将其游离。经前方入路或前上外侧入口放入 15°关节镜下剥离器,将骨折块完全抬起并游离。在骨折块完全游离后,应去除所有的软组织使之新鲜化,以求取得最大的骨性愈合。在取得充分游离后,用抓钳进行暂时性复位。然后用螺丝固定骨折块,随后评估固定的牢固性和复位情况。

(六)上肩部悬吊复合体损伤

上肩部悬吊复合体是在锁骨中段和肩胛体的外侧缘间组成的一个骨和软组织环,由肩盂、喙突、喙锁韧带、锁骨远端、肩锁关节和肩峰组成。上肩部悬吊复合体的单处损伤,不会影响其完整性,骨折移位较小,只需保守治疗;两处损伤则会影响其完整性,可能会引起一处或两处明显移位,对骨折愈合不利,影响其功能。对这种骨折,只要有一处或两处存在不能接受的移位,就应行切开复位内固定。即使只固定一处,也有利于其他部位骨折的间接复位和稳定。

第五节 锁骨骨折

锁骨骨折是临床常见的骨折之一,占全身骨折的 6% 左右,各种年龄均可发生,但青壮年及儿童多见。发病部位以中 1/3 处最多见。

一、病因病机

(一)间接暴力

间接暴力是引起锁骨骨折最常见的因素,如跌倒时,手掌、肘部或肩部触地,传导暴力冲击锁骨发生骨折,多为横断形或斜形骨折。骨折内侧因胸锁乳突肌的牵拉作用向后上移位,外侧因上肢的重力作用和胸大肌的牵拉作用向前下方移位。(图 2-11)

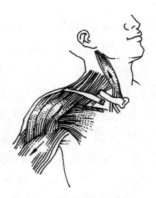

图 2-11　锁骨骨折移位

(二)直接暴力

暴力从前方或上方作用于锁骨,可发生锁骨的横断或粉碎性骨折,幼儿多为横断或青枝骨折。骨折移位严重时可伤及锁骨下方的臂丛神经,锁骨下动、静脉。

二、临床表现

锁骨全长均位于皮下,骨折后局部有肿胀和压痛,触诊可摸到移位的骨折端,可闻及骨擦音和触到异常活动,患肩下沉,并向前、内倾斜。患者常用健侧手掌托起患肢肘部,以减轻因上肢的重量牵引所引起的疼痛,同时头部向患侧偏斜,使胸锁乳突肌松弛而减轻疼痛,患肢活动功能障碍。幼儿因不能自述疼痛部位,畸形可不甚明显。但若不愿活动上肢,且于穿衣伸手入袖或上提患肢有啼哭等症状时,应仔细检查是否有锁骨骨折。锁骨骨折刺破皮肤或损伤臂丛神经及锁骨下血管者也较为常见,且多为青枝骨折。

三、诊断与鉴别诊断

锁骨骨折的患者通过外伤史,临床的症状、体征及 X 线检查诊断并不困难。锁骨外侧 1/3 处骨折需与肩锁关节脱位相鉴别。骨折患者一般疼痛、肿胀更加明显,有骨折的特有症状、骨擦音和异常活动等。X线片可以明确诊断。

四、治疗

(一)儿童青枝骨折及成人无明显移位的骨折

可用三角巾或颈腕吊带悬吊2～3周即可痊愈。

(二)锁骨有移位骨折复位法

骨折端局部血肿内麻醉。患者坐在凳子上,两手叉腰挺胸。首先进行牵引。

(1)一助手立于患者背后,用两手反握两肩前下腋侧,两侧向外后上扳提,同时用一个膝部顶住患者背部胸椎棘突,使骨折远侧端在挺胸的作用及助手两手向后上扳提的作用下,使两骨折端被牵引拉开,两骨折端的轴线在一个直线上,多数可自行复位。(图 2-12)

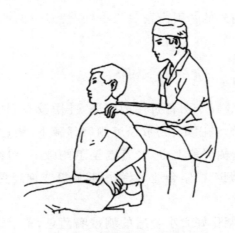

图 2-12　锁骨骨折手法复位

(2)上述的牵引方法,向后上扳提的作用力较大,而向外的牵引力则较弱,常因远侧骨折端向外的牵引力不够,影响手法复位。因此,另一助手一手推顶伤侧胸壁,另一手向外牵拉伤肢上臂,协助第一助手缓缓将远侧骨折牵开,再行手法复位。

(3)手法复位,在助手牵引的情况下,术者立于患者面前,用两拇指及示指摸清并捏住两骨折端向前牵拉,即可使骨折复位。或用两拇指摸清两骨折端,并以一拇指及示指捏住近侧骨折端向前下侧牵拉,同时另一手拇指及示指捏住远侧骨折端向后上方推顶,也可使骨折端复位。(图 2-13)

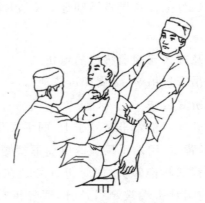

图 2-13 锁骨骨折手法复位

手法复位后,将向外的牵引力稍放松一些,使对位的两骨折端互相嵌紧,然后进行外固定。

(三)外固定方法

1."8"字绷带固定

将棉垫或纸压垫放置于两骨折端的两侧,并用胶布固定。两侧腋窝放置棉垫,用绷带行"8"字形缠绕固定,绷带经患侧肩部腋下,绕过肩前上方,横过背部至对侧腋下,再绕过对侧肩前上方,经背部至患侧腋下,包绕 8～12 层。缠绕绷带时应使两侧腋部的绷带松紧合适,以免引起血管或神经受压。(图 2-14)

2.双圈固定

用绷带缠绕棉花制作好大小合适的绷带圈两只,于手法复位前套于两侧腋部,待骨折复位后,用棉垫或纸压垫将两骨折端上下方垫压合适,并用胶布固定。从患者背侧拉紧此两布圈,在其上下各用一布带扎牢,维持两肩向外、向上后伸;另用一布带将两绷带圈于胸前侧扎牢,以免双圈滑脱。(图 2-15)

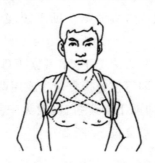

图 2-14 锁骨骨折"8"字绷带固定法

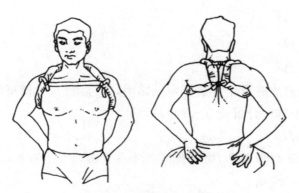

图 2-15　锁骨骨折双圈固定法

用以上两种固定方法固定后,如出现手及前臂麻木感或桡动脉搏动摸不清,表示固定过紧,有压迫血管或神经的情况,应立即给予固定适当放松,直至症状完全解除为止。

(四)手术治疗

手法治疗难获满意疗效者或多发性骨折等情况,可行手术治疗。

五、预防与调护

骨折整复固定后,平时应挺胸抬头,睡觉时应采取平卧位,肩胛骨间稍垫高,保持双肩后仰,有利于骨折复位。固定初期可做腕、肘关节的屈伸活动。中、后期逐渐做肩关节功能练习,尤其是肩关节的外展和内、外旋运动。肩部长时间固定,易出现肩关节功能受限,所以早期功能锻炼十分必要。

第六节　肱骨干骨折

一、解剖特点

自胸大肌附着处上缘至肱骨髁上为肱骨干。近端肱骨干横断面呈圆周形,远端在前后径上呈狭窄状。内、外侧肌间隔将上臂分成前间隔和后间隔。前间隔包括肱二头肌、喙肱肌和肱肌。肱动脉、肱静脉、正中神经、肌皮神经及尺神经沿肱二头肌内侧走行。后间隔包含肱三头肌和桡神经。桡神经穿过肱三头肌在后方骨干中段走行于桡神经沟内,在臂中下 1/3 处穿过外侧肌间隔至臂前侧,骨折移位时易受到损伤。

二、损伤机制

(一)直接暴力

直接暴力是造成肱骨干骨折的常见原因,如打击伤、机械挤压伤、火器伤等,可呈横断骨折、粉碎性骨折或开放性骨折。

(二)间接暴力

如摔倒时手或肘部着地,由于身体多伴有旋转或因附着肌肉的不对称收缩,发生斜形或螺旋形骨折。

(三)旋转暴力

因军事或体育训练引起的投掷骨折,以及掰手腕所引起的骨折最为典型,多发生于肱骨干的中下 1/3 处,主要因肌肉突然收缩,引起肱骨轴向受力,导致螺旋形骨折。

由于肱骨干上的肌肉作用,骨折后常呈典型的畸形。当骨折线在胸大肌止点近端时,由于肩袖的作用,骨折近端呈外展和内旋畸形,远端由于胸大肌的作用向内侧移位;当骨折线位于胸大肌以远、三角肌止点以近时,骨折远端由于三角肌的牵拉向外侧移位,近端则由于胸大肌、背阔肌及大圆肌的牵拉作用向内侧移位;当骨折线位于三角肌止点以远时,骨折近端外展、屈曲,远端则向近端移位。

三、骨折的分类

同其他骨折的分类一样,肱骨干骨折可依据不同的分类因素构成多种分类方式。根据骨折是否与外环境相通,可分为开放性骨折和闭合性骨折;因骨折部位不同,可分为三角肌止点以上及三角肌止点以下骨折;根据骨折程度不同,可分为完全骨折和不完全骨折;根据骨折线的方向和特性又可分为纵形、横形、斜形、螺旋形、多段和粉碎性骨折;根据骨的内在因素是否存在异常可分为正常和病理骨折等。

四、肱骨干骨折的临床症状和体征

同其他骨折一样,肱骨干骨折后可出现疼痛、肿胀、局部压疼、畸形、反常活动及骨擦音等,骨科医师不应为证实骨折的存在而刻意检查骨擦音,以免增加伤者的痛苦和桡神经损伤。对于不完全或无移位的骨折,单凭临床体检很难判断,所以对可疑骨折的患者必须拍 X 线片。拍片范围包括肱骨的两端、肩关节和肘关节。对于高度怀疑有骨折的患者,即使在急诊拍片时未能发现骨折也不要轻易下无骨折的结论,可用石膏托暂时固定两周后再拍片复查,若有不全的裂纹骨折,此时会因骨折线的吸收而显现出来。若骨折合并桡神经损伤,可出现垂腕、手部掌指关节不能伸直、拇指不能伸展和手背虎口区感觉减退或消失。肱骨干骨折的患者应当常规检查患肢远端血运的情况,包括对比两侧桡动脉搏动、甲床充盈状况、皮肤温度等,必要时可行血管造影,以确定有无肱动脉损伤。

五、治疗方法

近几十年来,骨折固定技术有了极大的提高,治疗手段远比过去丰富,在具体实施何种治疗方案时必须考虑如下因素:骨折的类型、水平和移位程度,患者的年龄、全身健康情况、与医师的配合能力、合并伤的情况,患者的职业及对治疗的要求等。此外,经治医师还应考虑本身所具备的客观设备条件,掌握各种操作技术的水平、经验等。经过全面分析比较后再确定最佳治疗方案。根本原则是要有利于骨折尽早愈合,有利于患肢的功能恢复,尽可能减少并发症。

(一)闭合治疗

近几十年来的骨科著作中,均强调绝大多数的肱骨干骨折可经非手术治疗而痊愈,国外的文献报道中其成功的比例甚至高达 94%。但在临床实际工作中能否达到如此高的比例仍值得商榷。此外,现代的就医人群已对骨科医师提出了更高的要求,即不仅要获得良好的最终治疗结果,而且希望治疗过程中尽量减少痛苦,在骨折愈合期间有相对高的生活质量,甚至仍能够从事一些工作。那种令患者在石膏加外展架上苦撑苦熬数个月,夜间无法平卧的传统治疗方式很难为多数患者所接受。依现代的治疗观点,闭合治疗的适应证应结合患者的具体情况认真审视后而定。

1.适应证

可供参考的适应证如下。

(1)移位不明显的简单骨折(AO 分类:A_1、A_2、A_3)。

(2)有移位的中、下 1/3 骨折(AO 分类:A_1、A_2、A_3 或 B_1、B_2)经手法整复可以达到功能复位标准的。

2.闭合治疗的复位标准

肱骨属非负重骨,轻度的畸形愈合可由肩胛骨代偿,其复位标准在四肢长骨中最低,其功能复位的标准为 2 cm 以内的短缩,1/3 以内的侧方移位,20°以内的向前,30°以内的外翻成角及 15°以内的旋转畸形。

3.常用的闭合治疗方法

(1)悬垂石膏:应用悬垂石膏法治疗肱骨干骨折已有半个多世纪的历史,目前在国内外仍有相当多的骨科医师在继续沿用。此法比较适合于有移位并伴有短缩的骨折或者斜形、螺旋形的骨折。悬垂石膏应具有适当的重量,避免过重或过轻,其上缘应至少超过骨折断端 2.5 cm 以上,下缘可达腕部,屈肘 90°,前臂中立位,在腕部有三个固定调整环。在石膏固定期间,前臂需始终维持下垂,以便提供一向下的牵引力。患者夜间不宜平卧,而采取坐睡或半卧位(这是使用悬垂石膏的不便之处)。吊带需可靠地固定在腕部石膏固定环上,向内成角畸形可通过将吊带移至掌侧调整,反之向外成角则通过背侧的固定环调整。后成角和前成角可利用吊带的长短来调整,后成角时加长吊带,而前成角则缩短吊带。使用悬垂石膏治疗应经常复查拍 X 线片,开始时为1~2周,以后可改为 2~3 周或更长的间隔时间。石膏固定期间应注意进行功能锻炼,如握拳、肩关节活动等,以减少石膏固定引起的不良反应。对某些患者,如肥胖者或女性,可在内侧加一衬垫,以免因过多的皮下组织或乳房造成成角畸形。当骨折的短缩已经克服、骨折已达到纤维性连接时,可更换为 U 形石膏。

悬垂石膏曾成功地治愈过许多患者,但也不乏骨折不愈合或延迟愈合的例子。故治疗期间应注意密切观察,若固定超过 3 个月仍无骨折愈合迹象,已出现失用性骨质疏松时,应考虑改用其他方法,如切开复位内固定加自体植骨,不要一味地坚持下去,以避免最后因严重的失用性骨质疏松导致连内固定的条件都不具备,丧失有利的治疗时机,对中老年患者更应注意这点。

(2)U 形或 O 形石膏:多用于稳定的中下 1/3 骨折复位后,或应用其他方法治疗肱骨干骨折后的继续固定手段。所谓 U 形,即石膏绷带由腋窝处开始,向下绕过肘部,再向上至三头肌以上。若石膏绷带再延长一些,使两端在肩部重叠则成为 O 形石膏。U 形石膏有利于肩、腕和手部的关节功能锻炼,(图 2-16)而 O 形石膏的固定稳定性更好一些。

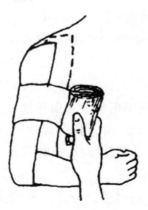

图 2-16 U 形石膏

（3）小夹板固定：对内外成角不大者，可采用二点直接加压方法（利用纸压垫）；对侧方移位较多，成角显著者，常可用三点纸压垫挤压原理，以使骨折达到复位。不同水平的骨折需用不同类型的小夹板，如上 1/3 骨折用超肩关节小夹板，中 1/3 骨折用单纯上臂小夹板，而下 1/3 骨折需用超肘关节小夹板固定。其中尤以中 1/3 骨折的固定效果最为理想。（图 2-17）

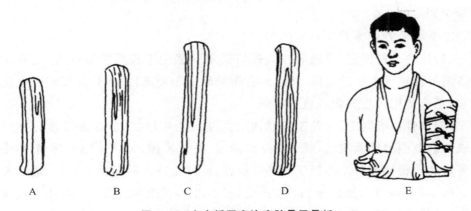

图 2-17 小夹板固定治疗肱骨干骨折
A.内侧小夹板；B.前侧小夹板；C.后侧小夹板；D.外侧小夹板；E.小夹板固定后的外形

利用小夹板治疗肱骨干骨折时，经治医师需密切随诊，观察病情的变化，根据肢体肿胀的程度随时调整夹板的松紧度，避免因固定不当而引起并发症，同时鼓励患者在固定期间积极锻炼患肢功能。

（4）其他治疗方法：采用肩人字石膏、外展架牵引或鹰嘴骨牵引等治疗肱骨干骨折，但多数情况下已经较少使用。

（二）手术治疗

如果能够正确掌握手术指征并配合以高质量手术操作，绝大多数的肱骨干骨折可以正常愈合。同时可以减少因长期石膏或小夹板等外固定带来的邻近关节僵硬、肌肉萎缩和失用性骨质疏松等不利影响，甚至可在固定期间从事某些非负重性工作，治疗期的生活质量相对较高。不利的方面是所花费用较多，需二次手术取出内固定物，手术本身具有一定的风险等。

1.手术治疗的适应证

（1）绝对适应证：①保守治疗无法达到或维持功能复位的。②合并其他部位损伤，如同侧前臂骨折、肘关节骨折、肩关节骨折，伤肢需早期活动的。③多段骨折或粉碎性骨折（AO 分型：B_3、C_1、C_2、C_3）。④骨折不愈合。⑤合并有肱动脉、桡神经损伤需行探查手术的。⑥合并有其他系统特殊疾病而无法坚持保守治疗的,如严重的帕金森病。⑦经过 2～3 个月保守治疗已出现骨折延迟愈合现象,开始有失用性骨质疏松的(如继续坚持保守治疗,严重的失用性骨质疏松可导致失去切开复位内固定治疗的机会)。⑧病理性骨折。

(2)相对适应证:①从事某些职业对肢体外形有特殊要求,不接受功能复位而需要解剖复位的;②因工作或学习需要,不能坚持较长时间的石膏、夹板或支具牵引固定的。

2.手术治疗的方法

(1)拉力螺钉固定:单纯的拉力螺钉固定只能用于长螺旋形骨折,而且术后常需要外固定保护一段时间,优点是骨折段软组织剥离较少,骨折断端的血运影响小,正确使用可缩短骨折愈合时间。

(2)接骨钢板固定:尽管带锁髓内钉的使用趋于增多,但现阶段接骨钢板仍在较广的范围内继续应用,缘于其操作简单,易于掌握,无须使用 C 形臂 X 线透视等较高档辅助设备。钢板应有足够长度,螺钉孔数目不得少于 6 孔,最好选用较宽的 4.5 mm 动力加压钢板(DCP 或 LC-DCP),远近骨折段至少各由 3 枚螺钉固定,以获得足够的固定强度。对于短斜形骨折尽量使用 1 枚跨越骨折线的拉力螺钉,而粉碎性骨折最好同时植入自体松质骨。(图 2-18)AO 推荐的手术入路是后侧切口(Henry),将钢板置于肱骨干的后侧,而且在骨折愈合后不再取出。但国内多数骨科医师愿意采用上臂前外侧入路,将钢板放置在骨干的前外侧,在骨折愈合后取出内固定物也相对比较容易。

(3)带锁髓内针固定:随着带锁髓内针的普及应用,以往的 Rush 针或 V 形针、矩形针已较少使用。使用带锁髓内针的优点是软组织剥离少,术后可以适当负重,用于粉碎性骨折时其优点更为突出。由于是带锁髓内针,其尾端部分基本与肱骨大结节在同一平面,对肩关节功能影响不大(近期可能有一定影响)。使用时采用顺行或逆行穿针方法,但与股骨或胫骨不同的是,其近端锁钉一般不穿过对侧皮质(避免损伤腋神经),而远端锁钉最好采用前后方向(避免损伤桡神经)。(图 2-19)

(4)外固定架固定:从严格意义上讲,外固定架固定是一种介于内固定和传统外固定之间的一种固定方式,其有固定针进入组织内穿过两侧皮质,必要时可切开直视下复位。优点是创伤小,固定相对可靠,愈合周期比较短,不需二次手术取出内固定物,对邻近关节干扰小。缺点是针道可能发生感染,尽管其固定物已经比其他外固定方式轻便了许多,但仍有不便,用于中上 1/3 骨折时可能影响肩关节活动。肱骨干骨折多用单边固定方式,有多种比较成熟的外固定架可供选择,治疗成功的关键在于熟悉和正确使用,而不在于外固定架本身。

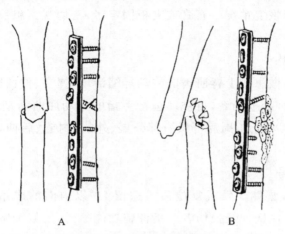

图 2-18　肱骨干骨折钢板螺钉内固定

A.横形骨折的固定方法;B.如为粉碎性骨折应Ⅰ期自体松质骨植骨

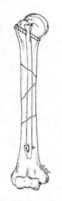

图 2-19　髓内针治疗肱骨干骨折(顺行穿针)

(5)Ender 针固定:采用多根可弯曲的髓内针——Ender 针固定,现国内少数医院的医师仍在应用。利用不同方向插针和三点固定原理,可较好地控制骨折端的旋转、成角。操作比较简单,既可顺行也可逆行打入。术前需要准备比较齐全的规格、型号,包括不同长度和直径的 Ender 针。切忌强行打入,否则可造成骨质劈裂和髓内针穿出髓腔。

六、护理要点

(一)固定的患者护理

可平卧,要保持固定不移位,悬垂石膏固定患者取坐位或半卧位,以保证下垂牵引作用。内固定术后宜取半卧位,患肢下垫枕,减轻肿胀。伴有桡神经损伤者,注意观察神经恢复情况。石膏或夹板固定者,密切观察患肢血运。术后观察伤口渗血情况。

(二)功能锻炼

骨折 1 周内,做患侧上臂肌肉的主动舒缩活动,握拳、伸曲腕关节、小幅度的耸肩运动。伴桡神经损伤者,可被动进行手指的主动屈曲活动。2～3 周后可做肩关节内收外展活动。4 周后可做肩部外展、外旋、内旋、后伸,手爬墙等运动以恢复患肢功能。

(三)健康指导

向患者解释,肱骨干骨折复位后可遗留 20°以内向前成角,30°以内向外成角,不影响功能。伴桡神经损伤者伸指伸腕功能障碍,要鼓励坚持功能锻炼。嘱其分别在术后第 1、第 3、第 6 个月复查 X 线,伴桡神经损伤者,应定期复查肌电图。

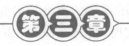

肘部及前臂损伤

第一节 肘关节脱位

肘关节脱位是肘部最常见的损伤,在全身各大关节脱位中占1/2左右,居第1位,多发生于青少年,儿童和老年人少见,多为间接暴力所致。按脱位的方向,可分为前脱位、后脱位两种,后脱位最为常见,前脱位甚少见。

一、创伤机制

肘关节由肱桡关节、肱尺关节和上尺桡关节组成。这3个关节共包在一个关节囊内,有一个共同的关节腔。从整体上来说,肘关节以肱尺部为主,与肱桡部、上尺桡部协调运动,使肘关节做屈伸动作。构成肘关节的肱骨下端呈内外宽厚、前后扁薄状,其两侧的纤维层则增厚而形成桡侧副韧带和尺侧副韧带,关节囊的前后壁薄弱而松弛。由于尺骨冠状突较鹰嘴突低,所以对抗尺骨向后移位的能力较对抗向前移位的能力差,常易导致肘关节向后脱位。

肘关节脱位主要由间接暴力所造成,由于暴力的传导和杠杆的作用而产生不同的脱位形式。患者跌倒时,肘关节伸直,前臂旋后位,手掌触地,外力沿尺骨纵轴上传,使肘关节过度后伸,以致鹰嘴尖端急骤撞击肱骨下端的鹰嘴窝,在肱尺关节处形成杠杆作用,使止于喙突上的肱前肌及肘关节囊的前壁被撕裂,肱骨下端向前移位,尺骨喙突和桡骨头同时滑向肘后方形成肘关节后脱位。由于环状韧带和骨间膜将尺桡骨比较牢靠地夹缚在一起,所以脱位时尺桡骨多同时向背侧移位。由于暴力作用的不同,尺骨鹰嘴和桡骨头除向后移位外,有时还可以向桡侧或尺侧移位,形成肘关节侧方脱位。向桡侧移位称为肘关节外侧脱位,向尺侧移位称为肘关节内侧脱位。

若在屈肘位跌倒,肘尖触地,暴力由后向前,可将尺骨鹰嘴推移至肱骨的前方,成为肘关节前脱位,多并发尺骨鹰嘴骨折。偶尔可出现肘关节分离脱位,因肱骨下端脱位后插入尺桡骨中间,使尺桡骨分离。脱位时肘窝部和肱三头肌腱被剥离,骨膜、韧带、关节囊被撕裂,以致在肘窝形成血肿。该血肿容易发生骨化,成为整复的最大障碍,或影响复位后肘关节的活动功能。另外,肘关节脱位可合并肱骨内上髁骨折,有的还夹入关节内而影响复位,若忽视将会造成不良后果。移位严重的肘关节脱位,可能损伤血管与神经,应予以注意。

二、诊断

(一)肘关节后脱位

肘关节肿胀、疼痛、压痛。肘关节呈靴样畸形,尺骨鹰嘴向后突出,肘后三角关系失常,鹰嘴上方凹陷或有空虚感。肘窝可能触及扁圆光滑的肱骨下端,肘关节后外侧可触及脱出的桡骨小头。肘关节呈屈曲位弹性固定,肘关节功能障碍。

X线正位见尺桡骨近端与肱骨远端相重叠,侧位见尺桡骨近端脱出于肱骨远端后侧,有时可见喙突骨折。

(二)肘关节前脱位

肘关节肿胀、疼痛,肘后部空虚,肘后三角关系失常,前臂较健侧变长,肘前可触及尺骨鹰嘴,前臂有不同程度的旋前或旋后。

X线侧位可见尺骨鹰嘴突出于肘前方,或合并尺骨鹰嘴骨折,尺桡骨上段向肘前方移位。

(三)肘关节侧方脱位

肘关节内侧或外侧副韧带、关节囊和软组织损伤严重,肘部内外径增宽。内侧脱位时肱骨外髁明显突出,尺骨鹰嘴和桡骨小头向内侧移位;外侧脱位时,前臂呈旋前位,肱骨内髁明显突出,尺骨鹰嘴位于外髁外侧,桡骨头突出。肘部呈严重的内翻或外翻畸形。X线可见外侧脱位尺骨半月切迹与外髁相接触,桡骨头移向肱骨头外侧,桡骨纵轴移向前方,前臂处于旋前位。内侧脱位时,尺骨鹰嘴、桡骨小头位于肱骨内髁内侧。

三、治疗

新鲜肘关节脱位一般采用手法复位,固定3周后去除外固定做功能锻炼。合并血管神经损伤者早期应密切观察,必要时行手术探查。对于陈旧性肘关节脱位,经手法整复失败者,可采用切开复位术。

(一)手法复位外固定

1.新鲜肘关节脱位

(1)肘关节后脱位:助手用双手握患肢上臂,术者用一手握住患肢腕部,另一手握持肘关节,在对抗牵引的同时,握持肘关节前方的拇指扣住肱骨下端,向后上方用力推按,置于肘后鹰嘴部位的其余手指,向前下方用力端托,在持续加大牵引力量后,当听到或触诊到关节复位弹响感觉时,使肘关节逐渐屈曲90°~135°,复位即告成功。肘关节恢复无阻力的被动屈伸活动,其后用三角巾悬吊前臂或长臂石膏托在功能位制动2~3周。

(2)肘关节前脱位:应遵循从哪个方向脱出,还从哪个方向复回的原则。如鹰嘴是从内向前脱位,复位时则由前向内复位。术者一手握住肘部,另一手握住腕部,稍加牵引,保持患肢前臂旋内的同时在前臂上段向后加压,听到复位的响声,即为复位。再将肘关节被动活动2~3次,无障碍时,将肘关节屈曲135°用小夹板或石膏托固定3周。合并有鹰嘴骨折的肘关节脱位,复位时前臂不需牵引,只需将尺桡骨上段向后加压,即可复位。复位后不做肘关节屈伸活动试验,以免骨折再移位,将肘关节保持伸直位或过伸位,此时尺骨鹰嘴近端向远端挤压,放上加压垫,用小夹板或石膏托固定4周。

(3)肘关节侧方脱位:术者双手握住肘关节,以双手拇指和其他手指使肱骨下端和尺桡骨近端向相对方向移动即可使其复位。伸肘位固定3周后进行功能锻炼。

2.陈旧性肘关节脱位

复位前,应先拍 X 线片排除骨折、骨化性肌炎,明确脱位类型、程度、方向及骨质疏松等情况。行尺骨鹰嘴骨牵引,重量6~8 kg,时间约1周。肘部、上臂行推拿按摩,并用中药熏洗,使粘连、挛缩得到松解。在臂丛麻醉下,解除骨牵引,进行上臂、肘部按摩活动,慢慢行肘关节屈伸摇摆、内外旋转活动,范围由小到大,力量由轻到重,然后在肘关节上下分别牵引下,重复以上按摩舒筋手法,这样互相交替,直到肘关节周围的纤维粘连和瘢痕组织及肱二、三头肌得到充分松解,伸展延长,方可进行整复。患者取坐位或卧位,上臂和腕部分别由两名助手握持,作缓慢强力对抗牵引,术者两手拇指顶压尺骨鹰嘴突,其余手指环握肱骨下端,肘关节稍过伸,当尺骨鹰嘴和桡骨头牵引至肱骨滑车和外髁下时,缓缓屈曲肘关节,若能屈肘90°以上,即为复位成功。此时鹰嘴后突畸形消失,肘后三角关系正常,肘关节外形恢复。复位成功后,将肘关节在90°~135°范围内反复屈伸3~5次,以便解除软组织卡压于关节间隙中,再按摩上臂、前臂肌肉,旋转前臂及屈伸腕、掌、指关节,以理顺筋骨,行气活血。然后将肘关节屈曲90°以上,用石膏托或绷带固定2周,去除固定后,改用三角巾悬吊1周。

(二)切开复位外固定

对于陈旧性肘关节脱位手法复位不成功者及骨化性肌炎明显者,可采用切开复位及关节切除术,术后肘关节功能改善比较满意。手术一般取肘正中切口,分离出尺神经加以保护,将肱三头肌肌腱作舌状切开并翻向远端,行骨膜下剥离松解肱骨下端,清除关节内瘢痕组织,进行复位。如不稳定可用克氏针将鹰嘴与肱骨髁固定,放置引流条,固定3周后进行肘关节功能锻炼。若脱位时间较长,关节软骨已变性剥脱,则不能行切开复位术。取肘后方切口,将肱骨远端由内外上髁水平切除或保留两上髁而将其间的滑车和外髁的内侧部切除,呈鱼尾状,适当修正尺骨鹰嘴使其形状与肱骨下端相对应并切除桡骨头。彻底止血,将肘关节屈曲90°~100°,于内外髁上缘打入2枚克氏针,术后用石膏托固定,2周后拔除克氏针,4周后进行功能锻炼。

(三)药物治疗

早期多为瘀血阻络,治以活血祛瘀、消肿止痛。中期为气血留滞,治以行气活血,舒筋通络。后期为肝肾不足,治以补益肝肾,壮骨强筋。外敷用活血散或消瘀散等,每隔1~3天换药1次,肿胀消退后改用外洗药方至功能恢复。

四、护理要点

(一)固定

注意观察固定是否正确有效,固定期间保持肘关节的功能位,不可随意放松。

(二)保持清洁、平整

肘关节周围皮肤保持清洁,石膏夹板内衬物保持平整。

(三)指导活动

指导患者活动患侧掌指,按摩患肢,防止肌肉萎缩。

第二节　桡骨头半脱位

桡骨头半脱位也叫牵拉肘,是发生在小儿外伤中最为常见的损伤之一。常见发病年龄为1~4岁,其中2~3岁最为多见。也可偶见于学龄前儿童,甚至小学生。

一、病因病机

常因大人牵着患儿走路,上台阶时在跌倒瞬间猛然拉住患儿手致伤;或因从床上拉起患儿,拉胳膊伸袖穿衣;或抓住患儿双手转圈玩耍等,患儿肘关节处于伸直、前臂旋前位突然受到牵拉所致。

目前有关本病的发病机制仍未得到明确的统一认识,过去认为小儿桡骨头发育不完全,桡骨头的周径比桡骨颈部的周径小,环状韧带松弛,不能牢固保持桡骨头的位置,当受到牵拉时,桡骨头自环状韧带向下滑脱,致使环状韧带嵌在肱桡关节间。但近年来有些学者通过尸检发现婴幼儿桡骨头的周径反而比桡骨颈的周径大,而且桡骨头也并非圆形而是椭圆形,矢状面直径比冠状面大,当伸肘、前臂旋前位牵拉肘关节时,环状韧带远侧缘附着在桡骨颈骨膜处发生横断撕裂,此时桡骨头直径短的部分转到前后位,所以桡骨头便自环状韧带的撕裂处脱出,致使环状韧带嵌在肱桡关节间。(图 3-1)因环状韧带滑脱不超过桡骨头的一半,故一般很容易复位。总之,有关本病的发病机制尚需进一步探讨和研究。

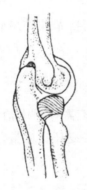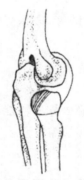

A.环状韧带正常解剖关系

B.肘受到牵拉后,环状韧带远端附着处撕裂,桡骨头部分脱出,环状韧带剥离部滑进肱桡关节间

图 3-1　牵拉肘的创伤解剖

二、临床表现与诊断

患儿受牵拉伤后疼痛哭闹,拒绝使用患肢,前臂常处于旋前,肘关节半屈曲位。上肢不敢上举,肘不敢屈曲。桡骨头部位可有压痛,但无明显红肿。肘关节屈伸稍受限,但前臂旋后明显受限。X 线片表现正常。结合有牵拉外伤史而不是跌打摔伤即可考虑为本病。有时在临床检查及拍片过程中,不知不觉已经

复位。

三、治疗

(一)非手术治疗

1.复位

以右侧为例,术者右手握住患儿前臂及腕部,左手拇指放于桡骨头外侧,先轻轻牵引,然后将前臂旋后屈肘,当桡骨头复位时可感觉到弹响,此时疼痛立即消除,患儿即刻停止哭闹,并能屈肘上举,开始使用患肢拿东西。若不能复位,术者左手握住患儿肘部,拇指放于桡骨头内侧,先轻轻牵引,然后右手将前臂旋前,同时左手拇指向外侧推压桡骨头即可复位。有时桡骨头脱位时间长,复位后需经过一段时间症状才能消除。

2.固定

复位后无须特殊外固定,简单用三角巾悬吊患肢于屈肘功能位 1 周即可。另外应嘱咐家长避免再牵拉伤患肢。若反复多次发生脱位时,复位后患肢应适当用石膏托制动 2 周左右。

3.练功方法

固定期间无须特殊锻炼,去除固定后应避免再次牵拉伤患肢。

4.药物治疗

无须药物治疗。

(二)手术治疗

无特殊情况,闭合手法复位均能获得成功而不需行手术治疗。但对年龄较大的患儿用手法复位失败,需行手术切开复位并修复环状韧带。

四、并发症

本病复位后,除未予制动而且多次受到牵拉易导致习惯性桡骨头半脱位外,一般无其他并发症发生。

第三节　尺骨鹰嘴骨折

一、损伤机制

直接暴力作用于肘关节后侧面,即尺骨鹰嘴后方,跌落伤致上肢受伤,间接作用于肘关节,均可发生鹰嘴骨折。不容置疑的是,肌肉肌腱的张力,包括静态和动态,其所产生的应力决定了骨折出现的类型和移位程度。若肘关节遭受了特别大的暴力或高能量损伤,强大的外力直接作用于前臂近端后侧,使尺桡骨同时向前移位,肱骨滑车对尺骨鹰嘴的阻挡,致使其在冠状突水平发生骨折,在骨折端和肱桡关节水平产生明显不稳定。表现为鹰嘴的近骨折端常常向后方明显移位,而尺骨的远骨折端则会和桡骨头一起向前方移位,称为骨折脱位或经鹰嘴的肘关节前脱位。其常常因直接暴力创伤所致,故鹰嘴或尺骨近端的骨折大多呈粉碎状,而且多合并有冠状突骨折,这种损伤比单纯的鹰嘴骨折要严重得多。如果尺骨鹰嘴或尺骨近端骨折不能获得良好的解剖复位和稳定的内固定,则易出现持续性或复发性畸形。

二、临床表现

由于尺骨鹰嘴骨折属于关节内骨折,所有的尺骨鹰嘴骨折都包含有某种程度的关节内部分,故常常发生关节内出血和渗出,这将导致鹰嘴附近的肿胀和疼痛。骨折端可以触及凹陷,并伴有疼痛及活动受限。肘关节不能抗重力伸肘是可以引出的一个最重要体征。它表明肱三头肌的伸肘功能丧失,伸肌装置的连续性中断,并且这个体征的出现与否常常决定如何确定治疗方案。因为尺骨鹰嘴骨折有时合并尺神经损伤,特别是在直接暴力导致严重、广泛、粉碎性骨折时,更易合并尺神经损伤,故应在确定治疗方案之前仔细判断或评定神经系统的功能,以便及时进行处理。

三、放射学检查

在评估尺骨鹰嘴骨折时,最容易出现的一个错误是不能坚持获得一个真正的肘关节侧位X线片。在急诊室常常获得的是一个有轻度倾斜的侧位X线片,它不能充分判断骨折线的准确长度、骨折粉碎的程度、半月切迹处关节面撕裂的范围及桡骨头的任何移位。应尽可能获得一个真正的肘关节侧位X线片,以准确掌握骨折的特点。前后位X线平片也很重要,它可以呈现骨折线在矢状面上的走向。若桡骨头也同时发生了骨折,在侧位X线片上可以沿骨折线出现明显挛缩,并且没有成角或移位。

四、骨折分类

有几种分类方法,每一种分类都有其优缺点,但没有一种分类能够全面有效地指导治疗,以及合理地选择内固定物。有些学者将鹰嘴骨折仅分为横形、斜形和粉碎性3种类型。有的将其分为无移位或轻度移位骨折、横形或斜形移位骨折、粉碎性移位骨折及其他共 4 种类型。1981 年,Home 按骨折线位于关节面的位置将骨折分为近侧、中段和远侧三种类型。1982 年,霍尔兹沃恩(Holdsworth)在此基础上增加了开放性骨折型。1985 年,莫里(Morrey)认为骨折移位超过 3 mm 应属移位骨折。1993 年,格雷夫斯(Graves)把儿童骨折分为骨折移位小于 5 mm、骨折移位大于 5 mm 和开放性骨折 3 型。梅奥医学中心(Mayo Clinic)提出的分型是:1 型,无移位,1a 型为非粉碎性骨折,1b 型是粉碎性骨折;2 型,骨折移位,但稳定性良好,移位大于 3 mm,侧副韧带完整,前臂相对于肱骨稳定,2a 型是非粉碎性骨折,2b 型属粉碎性骨折;3 型,骨折移位,不稳定,前臂相对于肱骨不稳定,是一种真正的骨折脱位,3a 型为无粉碎性骨折,3b 型为有粉碎性骨折。显然,对粉碎性骨折、不稳定者治疗最困难,预后也最差。

现在临床上应用比较流行的是 Colton(1973 年)分类,它简单实用,易于反映骨折的移位程度和骨折形态。1 型,骨折无移位,稳定性好;2 型,骨折有移位,分为撕脱骨折、横断骨折、粉碎性骨折、骨折脱位。无移位骨折是指移位小于 2 mm,轻柔屈曲肘关节至 90°时骨折块无移位,并且可抗重力伸肘,可以采取保守治疗。

(1)撕脱骨折:在鹰嘴尖端有一小的横形骨折块(近骨折端),与鹰嘴的主要部分(远骨折端)分开,最常见于老年患者。

(2)斜形和横形骨折:骨折线走行呈斜形,自接近于半月切迹的最低处开始,斜向背侧和近端,可以是一个简单的斜形骨折,也可以是矢状面骨折或关节面压缩性骨折所导致的粉碎性骨折折线的一部分。

(3)粉碎性骨折:包括鹰嘴的所有粉碎性骨折,常因直接暴力作用于肘关节后方所致,常有许多平面的骨折,包括较常见的严重的压缩性骨折块,可以合并肱骨远端骨折、前臂骨折及桡骨头骨折。

(4)骨折-脱位:在冠状突或接近冠状突的部位发生鹰嘴骨折,通过骨折端和肱桡关节的平面产生不稳定,使得尺骨远端和桡骨头一起向前脱位,常继发于严重创伤,如肘后方直接遭受高能量撞击等。更为重要的是,骨折的形态决定了这种骨折需要用钢板进行固定,而不是简单地用张力带固定。

五、治疗方法

(一)无移位的稳定骨折

屈肘 90°固定 1 周,以减缓疼痛和肿胀;然后在理疗师的指导下进行轻柔的主动屈伸训练。伤后 1 周、2 周、4 周复查 X 线片,防止骨折再移位。

(二)撕脱骨折

首选张力带固定(图 3-2),亦可进行切除术,将肱三头肌腱重新附丽,主要根据患者的年龄等具体情况来决定。

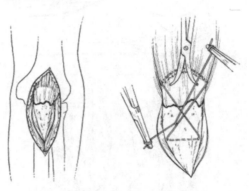

图 3-2　张力带钢丝

(三)无粉碎的横断骨折

应行张力带固定。可采取半侧卧位,肘后方入路,注意保护肱三头肌腱在近骨折块上的止点,可用6.5 mm拉力螺钉加钢丝固定;若骨折块较小,则可用 2 枚克氏针加钢丝盘绕固定。(图 3-3)

(四)粉碎的横断骨折

应行钢板固定。若用张力带固定,可导致鹰嘴变短,活动轨迹异常,关节面变窄,造成关节撞击,活动受限。最好用克氏针加钢丝,再加上钢板固定。有骨缺损明显者,应行一期植骨,以防止关节面塌陷和鹰嘴变形。

(五)伴有或不伴有粉碎的斜形骨折

用拉力螺钉加钢板固定最为理想,有时亦可用张力带加拉力螺钉固定,或用重建钢板固定,1/3 管状钢板易失效。重建钢板不要直接放置在尺骨背侧,否则极易出现伤口,可沿尺骨外侧缘固定。若骨折粉碎,则不宜用张力带固定,最好用钢板固定并行植骨术。重建钢板在强度上优于 1/3 管状钢板,且厚度小于DCP,钢板近端的固定非常重要,可使用松质骨螺钉,但注意不要进入关节内。

(六)斜形骨折

适宜用拉力螺钉固定,比较理想的是拉力螺钉加中和钢板,或拉力螺钉通过中和钢板的钉孔拧入。对骨折端的加压应小心。

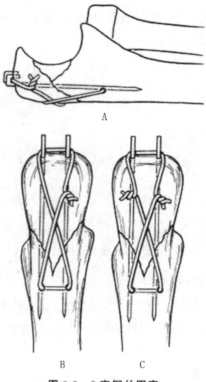

图 3-3　8 字钢丝固定

(七)单纯的粉碎性骨折

无尺骨和桡骨头脱位及无前方软组织撕裂者,可行切除术,肱三头肌腱用不吸收缝线重新附丽于远骨折端,术后允许肘关节早期活动。重要的是要保持侧副韧带,特别是内侧副韧带前束的完整,以保证肘关节的稳定。若骨折累及尺骨干,则不能进行切除术,可行张力带加钢板固定,有骨缺损者应一期植骨。

(八)骨折脱位型

骨与软组织损伤严重,应行切开复位内固定,可用钢板加张力带固定。骨折块的一期切除应慎重,否则可致肘关节不稳定。

(九)开放性骨折

内固定并不是禁忌,但需彻底清创。若对鹰嘴的软组织覆盖有疑问,应行局部皮瓣或游离组织转移。有时可延期行内固定治疗。

第四节　尺骨冠突骨折

尺骨冠突是尺骨半月关节面的一部分,可阻止尺骨向后脱位,阻止肱骨向前移位,防止肘关节过度屈曲,对维持肘关节的稳定性起重要作用。冠突边缘有肘关节囊附着,前面为肱肌附丽部,尺骨冠突骨折常合并肘关节脱位及肘部骨折,临床上并不少见,常见报道15%肘关节后脱位患者可合并尺骨冠突骨折。而单纯的尺骨冠突骨折较少,多为肱肌猛烈收缩牵拉造成的撕脱性骨折。冠突骨折常并发肘关节的后脱位,如处理不当,可产生创伤性关节炎、疼痛和功能障碍。

一、应用解剖和损伤机制

尺骨冠突在尺骨鹰嘴切迹前方,与鹰嘴共同构成切迹,冠突在切迹之前方与肱骨滑车形成关节,并与外侧桡骨头一起构成肘关节(尺肱桡关节),借助环状韧带,尺桡骨紧密相合,并互成上尺桡关节。尺骨冠突不仅是肱尺关节的主要组成部分,而且也是肘关节内侧副韧带前束、前关节囊和肱肌的附着点,起阻止肱二头肌、肱肌和肱三头肌牵拉尺骨向肘后移位的作用,是维持肘关节稳定的主要结构。

冠突有3个关节面,与滑车关节面相合,关节面互相移行。冠状高度是指尺骨冠突尖到滑车切迹的最低点的垂直距离,高的为1.5 cm,低的0.9 cm,儿童的发育在4岁时最快,至14~16岁大致长成。

当暴力撞击手掌,冠突受到传导应力,与肱骨滑车相撞。若暴力足以大到引起冠突骨折时,会造成冠突不同程度的骨折,进而发生肘关节后脱位。研究表明,冠突的损伤会对肘关节的稳定性产生影响,与此同时,附丽于冠突前下的肱肌强力收缩还会引起间接暴力的冠突撕脱骨折。

二、临床分类

雷根(Regan)和Morrey在1984年将冠突骨折分为3种类型(图3-4)。

Ⅰ型骨折:冠突尖小骨片骨折(又称撕脱骨折),骨块常游离于关节腔内或附着于关节囊壁上。

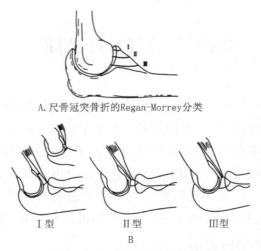

A.尺骨冠突骨折的Regan-Morrey分类

Ⅰ型   Ⅱ型   Ⅲ型

B

图 3-4　尺骨冠突骨折的分类分型

Ⅱ型骨折：50％的冠突骨折，伴肘关节不稳定，临床上往往行手法石膏外固定，必要时行切开复位内固定。

Ⅲ型骨折：冠突基底部骨折，如有移位常伴肘关节后脱位。如冠突骨折无移位者，可单纯用石膏固定。临床上偶见冠突纵形骨折合并尺骨鹰嘴骨折，治疗方法同尺骨鹰嘴。

根据解剖及临床文献报道，尺骨冠突内侧缘高度 1/2 处为尺侧副韧带前束的附着部，冠突骨折常合并该韧带的损伤，而尺侧副韧带前束是肘关节内侧副韧带的主要结构，对肘关节内侧稳定具有重要作用。因此，尺骨冠突骨折的分型应考虑尺侧副韧带前束损伤情况。

此外，还按骨折形态分类，分为斜形骨折和横形骨折，通过冠突骨折与否各有异同，其预后亦有不同。奥德里斯科尔（O'Driscoll）从冠突关节面做了骨折分类。

三、诊断

临床上出现的关节肿胀、出血和肘关节功能障碍的情况，仅能提示可疑骨折，而借以确诊的唯一依据是做 X 线检查，可见冠突残缺和骨折线，骨片上移，偶可进入肱尺关节囊内，影响功能。从 X 线片上观察半月切迹是否圆滑，若不圆滑而出现阶梯样，则提示发生骨折，可作为诊断的一个重要指标。骨片进入关节内，以 CT 扫描最形象地描记出部位、骨片大小，必要时亦可行 CT 三维重建检查。

四、治疗

（一）非手术治疗

适用于冠突骨折骨块小或没有移位的患者。仅用石膏托固定肘关节于屈曲80°～90°位。2周解除石膏托，开始活动肘关节，并继续做颈腕带悬吊，间歇行主动肘关节功能锻炼。对骨折块较大者，可行手法复位，石膏外固定方法。

（二）手术治疗

O′Driscoll 认为维持肱尺关节的稳定需具备 3 个条件：完整的关节面、完整的内侧副韧带前束和桡侧副韧带复合体。所以对尺骨冠突骨折的手术治疗，首先恢复骨性解剖结构，其次应重视内侧副韧带的修复和重建，以期获得一个稳定的关节。对关节腔内游离骨块或骨块较大，手法复位失败的患者，均可考虑手术治疗。避免因非手术治疗对神经或肌肉损伤的忽视而造成后期预后不良、活动度降低等现象。

（1）关节腔内的游离体摘除术（Ⅰ型）。对较小的冠突骨折，其游离于关节腔内，影响肘关节的活动，应行骨块摘除。有条件者，可行肘关节镜下骨块摘除术。

（2）大块冠突骨折，影响尺骨半月关节面。为恢复滑车的屈戌关节的稳定性，应进行切开复位与内固定。AO 提出开放整复，螺钉内固定方法，从尺侧入路，辨认并保护尺神经，用一薄凿将肱骨内上髁截骨，将内上髁连同附着肌肉和尺神经一起牵向前方，切开关节囊，即可充分显露骨折部，此时可在直视下将冠突复位，并从尺骨背侧穿入螺钉固定，然后再复位内上髁，用预先准备好的螺钉固定，同时检查前关节囊、肱肌和内侧副韧带前束止点，如有损伤一并缝合。最后将尺神经放回原位或行前置术。冠突骨折超过1/2高度必须良好复位，特制螺钉固定尤为推崇。

（3）冠突切除术。对于冠突骨折愈合和骨质增生，或畸形愈合，影响肘关节正常屈曲时，应手术切除冠突。一般以不超1/2冠突高度为限，如切除超过1/2，可致肘前方不稳定。

对于尺骨冠突粉碎性骨折，由于碎片的多少和大小不等，有的与关节囊相连，有的游离于关节腔内影响关节屈曲功能，所以应手术摘除。Ⅲ型骨折患者往往合并尺侧副韧带前束断裂。在冠突骨折的切开内固定时，一定要修复或重建前束。

目前根据骨折类型及肘部合并伤等情况，多数学者采用肘前入路，肘前入路可避开尺神经，直接行冠突骨折的复位内固定术。但采用肘前入路时，注意适当向远侧游离穿过旋前圆肌深、浅头的正中神经，防止术中过度牵拉，产生神经症状或损伤正中神经支配前臂屈肌及旋前圆肌的分支。内固定物可选用螺钉,包括小的可吸收螺钉或克氏针加张力带及钢丝固定,不主张克氏针、钢丝或缝线单一固定。要求尽量牢固固定,争取早期行肘关节的功能锻炼。

儿童冠突骨折少见,常合并肘关节后脱位。儿童尺骨冠突骨折在 X 线上显示骨块虽小,但周围有软骨,因此实际上骨块比 X 线片所显示的要大。对于儿童冠突骨折的治疗同成人相同。由于儿童冠突骨折大都较易愈合,预后良好。

手术时应注意以下几点:①因尺神经穿过内侧副韧带前束于尺骨的止点外,应先游离尺神经并牵开加以保护,避免损伤之。术终根据术中情况,可将尺神经放置原位或行尺神经前置术。②内固定尽量留于背侧,以利行肘关节功能练习。③注意尺侧副韧带及关节囊等软组织的修复,尤其是尺侧副韧带前束的修复,以防产生肘外翻不稳定。④术中注意微创操作,不要剥离附着于骨块的关节囊等软组织,以防发生骨化性肌炎。⑤冠突骨折多为复杂骨折的一部分,应重视并发症,尤其是肘部合并伤,也是影响预后的重要因素。⑥内固定要加强,争取早期行肘关节的主、被动功能练习,提高治疗效果。

当冠突骨折合并桡骨小头骨折和肘关节脱位为肘部"恐怖三联征"时,应引起重视,诊断时有时需借助X线和 CT 三维重建,采用特制螺钉,后期采用人工桡骨小头替代切除的桡骨小头,有些则不得不采取人工肘关节置换。

五、并发症

(一)早期并发症

可因肘关节屈曲固定时间过长,影响肘关节的活动功能或在锻炼中引起疼痛。

(二)后期并发症

在冠突骨折合并肘关节脱位和臂部软组织有广泛撕裂时,偶可发生肘关节的纤维性强直。当冠突骨折块落入关节腔内,较难退出,而形成关节内的游离体,游离骨块对关节面造成损伤或发生交锁。因此,关节内骨块一经确认,就需尽早切除。晚期骨折处骨质增生,形成骨化性肌炎骨突,严重妨碍肘关节活动。

部分冠突骨折术后关节活动范围稍差,但肘关节稳定性良好。关节活动范围减少的常见原因为关节粘连,另外可能与重建骨无软骨而致术后发生创伤性关节炎有关。因此,在今后的临床中可考虑采用带软骨面且有血供的骨块或人工冠突假体重建,以期术后肘关节功能良好恢复,减少肘关节退变和发生骨性关节炎的可能,提高冠突骨折治疗的效果。

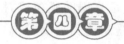

腕部及手部损伤

第一节　腕关节不稳定

腕关节不稳定是指一组以腕关节骨性成分组合关系或运动异常为主要特征的临床病征,原因有创伤、炎症和先天性关节韧带松弛。目前,不稳定的含义已被延伸为任何引起已存在的不稳定或潜在不稳定的腕关节损伤。

一、舟月骨分离

舟月骨分离是腕关节不稳定最常见的类型,也有人将其描述为舟骨旋转性半脱位或舟月不稳定,表示因某些特定原因导致舟月骨骨间韧带(舟月韧带)连续性部分或完全中断,或韧带连续性存在但因损伤或先天性因素造成其松弛,进而引起一系列的腕关节解剖、生物力学改变及其相关的临床表现。过去一直将以上三个概念等同理解,但目前认为它们之间还是有一定的不同之处,如舟骨存在不稳定时,并不一定会发生半脱位,半脱位一般均发生在舟月骨分离或不稳定的晚期(即掌侧桡腕韧带损伤时);而多数情况下舟骨半脱位都伴发有不稳定(舟骨陈旧性半脱位后引起舟骨位置固定时除外)。一般认为,作用于腕关节尺掌侧的背伸、尺偏和旋后暴力引起稳定舟骨近极的韧带断裂,导致舟月骨分离,同时桡侧副韧带和桡舟头韧带也可能断裂。腕关节反复重复性活动、握物旋转伤、先天性韧带松弛、尺骨负向变异或其他损伤等也与舟月骨分离有关。从临床治疗角度出发,目前有如下分类。①急性舟月骨分离:损伤 4 周以内者,常与舟骨骨折、桡骨远端骨折、月骨周围脱位或月骨脱位等损伤共存。②慢性舟月骨分离:损伤 4 周以上者,常由急性舟月骨分离迁延不愈所致。③单纯性舟月骨分离:不伴有腕关节及其周围其他结构的损伤,常见病因有创伤、先天性韧带松弛、腕背腱鞘囊肿切除术后、尺骨负向变异等。④复合型舟月骨分离：伴发其他损伤或病变的舟骨分离，如腕舟骨骨折（尤其是舟骨近极骨折）、月骨周围脱位或月骨脱位、桡骨远端骨折、月骨缺血性坏死、类风湿关节炎等。⑤静态舟月骨分离：常规体位 X 线平片即可发现舟月骨分离的异常改变，提示稳定舟骨近极的韧带完全断裂。⑥动态舟月骨分离：常规体位 X 线平片无异常发现，当通过外在应力的作用后或腕关节处于特殊体位时，舟月骨分离才可在 X 线平片上显示出来。提示韧带不完全断裂或韧带处于松弛状态。

(一)临床表现与诊断

(1)中青年多见，多数有外伤史，也可无明显外伤史。早期单纯性舟月骨分离临床症状常不典型，容易被诊断为软组织损伤或腕关节挫伤，直到症状严重时才确诊。

(2)腕关节桡侧疼痛和力弱为主要临床症状，也可伴有痛性弹响及运动功能障碍。

(3)局限于舟月骨间的压痛是具有临床诊断意义的体征，创伤性关节炎发生时关节疼痛和触痛范围可有不同程度的增加。

(4)腕关节应力试验阳性可提供间接诊断依据：①Waston 试验（舟骨漂浮试验）；②握拳试验；③舟骨移动试验。

(5)放射影像学及关节镜检查：①X 线片（进行双侧对比）。前臂旋后位时，腕关节 X 线前后位正位片，舟骨骨间间隙大于 2 mm 为可疑分离，如大于 4 mm 即可肯定诊断。皮质环征，舟月骨间韧带损伤引起舟骨掌屈角度增大，其长轴与桡骨纵轴角度接近垂直，此时舟骨远极皮质在正位片上的投影成环状改变。环下界与舟骨近极关节面的间距小于 7 mm。舟骨缩短。侧位 X 线片，舟月角大于 70°，桡月角大于 20°，即中间体背伸不稳定（DISI）。②有条件者可行透视、电影摄形、腕关节造影、磁共振检查。③腕关节镜检查是目前最为客观的诊断手段，可直接观察到舟月骨间韧带的损伤及相关的病变情况。

(二)治疗

1.急性单纯型分离

(1)闭合复位石膏外固定：适合于手法复位后舟骨位置稳定者。但临床经验证实，石膏外固定并不是一个可靠的方法，固定期间可能发生舟月骨分离复发，建议同时用经皮克氏针内固定。

(2)闭合复位经皮克氏针内固定：适合于手法复位后舟骨位置不稳定者，即使是复位后稳定者也建议行经皮克氏针内固定。注意将舟月角保持在 45°～

60°,或更大一些。一般将舟月骨间关节和舟头骨间关节同时予以固定,外固定最好选用管形石膏,将腕关节固定在掌屈位,8周后拆除固定。

(3)切开复位韧带修复:适合于手法复位后舟骨位置不稳定者,少部分慢性韧带损伤者也存在韧带修复的可能。如两侧韧带断端可以找到,可直接修复韧带;如一端韧带从舟骨(多数情况韧带从舟骨上撕脱)撕脱,可在相对应的骨上钻骨孔,行韧带附着点重建,或使用微型骨锚进行修复。仍需要用克氏针将舟月骨间关节和舟头骨间关节同时予以固定。术后选用长臂管形石膏固定腕关节于掌屈位6周,然后改换前臂管形石膏,直到术后8～10周。

2.不合并创伤性关节炎的慢性单纯型分离

(1)切开复位背侧关节囊韧带固定:适合于韧带回缩或纤维化严重,无法直接缝合者。利用腕关节背侧舟月骨间关节处关节囊,形成一个蒂位于桡骨远端的舌形关节囊瓣,舟骨复位并固定后,将关节囊瓣前移,用钢丝将其固定缝合在舟骨远极背侧。术后拇人字石膏固定8周。

(2)切开复位韧带重建:适合于韧带回缩或纤维化严重,无法直接缝合者。主要目的是重建桡腕掌侧韧带和舟月骨间韧带,恢复两者之间的正常关系。目前,各种韧带重建方法的临床效果尚不一致,如何选用合适的韧带重建材料及其重建后生物力学强度和弹性的变化规律、手术操作的技术改进等均为需要解决的问题。

(3)局限性腕关节融合:适合于无法直接缝合或重建韧带者。即使是有条件重建韧带者,也可直接选择局限性腕关节融合。常用的局限性腕关节融合方法,如舟大小多角骨间关节融合、舟头骨间关节融合、舟月骨间关节融合等。主要目的在于矫正舟骨旋转脱位和舟月骨间分离。舟大小多角骨间关节融合是目前最常用的方法,局限性腕关节融合在一定程度上可以缓解或消除相关的症状,但将引起腕关节部分运动功能和握力的下降,也有可能使桡腕关节的应力增加,是否会导致术后创伤性关节炎发生概率加大,仍需临床密切观察。

3.伴有创伤性关节炎的慢性单纯型分离

(1)舟骨假体置换和头月骨间关节融合:适合于舟骨严重变形、塌陷者。虽然舟骨人工假体置换可以恢复舟骨的解剖形态,但假体脱位、松动,对桡骨远端关节面的撞击或磨损,硅胶颗粒沉积性滑膜炎等合并问题仍未得到良好的解决。

(2)近排腕骨切除:当桡骨远端关节面和腕中关节面(尤其是头骨近一侧关节面)正常无损时,可选择近排腕骨切除。术后可以缓解疼痛症状,但腕关节稳定性稍差,同时握力有可能减弱。

（3）全腕关节融合：适合于腕关节广泛创伤性关节炎形成者。术后症状得到有效缓解，但腕关节的所有运动功能丧失，患者往往难以接受。人工腕关节置换或许能够为治疗带来新的契机，但现行的假体仍存在相应的问题，有待进一步的改进和总结。

4.伴有舟骨骨折的分离

（1）切开复位克氏针内固定：适合于急性、有骨折移位的分离。

（2）闭合复位经皮克氏针内固定：适合于急性、无骨折移位者。

（3）切开复位植骨和舟大小多角骨间关节融合：适合于伴有舟骨骨折不愈合的分离，当腕关节有创伤性关节炎存在时，则行舟骨假体置换和头月骨间关节融合。

5.伴有月骨周围脱位或月骨脱位的分离

（1）闭合复位经皮克氏针内固定，适合急性期患者。

（2）切开复位韧带修复，适合急性期患者及需重视韧带修复者。

6.动态分离

（1）石膏托制动：适用于急性动态分离不稳定。

（2）舟月骨间韧带重建：保守治疗无效，而韧带回缩无法直接缝合者。

（3）舟大小多角骨间关节融合：保守治疗无效和慢性分离者。

二、头月骨分离

(一)病因及损伤机制

头月骨分离是一种动态型不稳定，临床较为少见。从解剖学上讲，头骨和月骨之间没有直接的韧带联系，其稳定和支持作用由腕关节掌侧的桡舟头韧带和"V"字韧带完成，当它们的作用减退或消失时，头月骨不稳定即可能发生。急性期患者常因惧怕疼痛而难以完成相关检查，因而不易早期诊断。临床上所见者多为慢性分离。另外一种头月骨分离为继发性，如Colles骨折畸形愈合后，引起韧带功能失用，导致头月骨分离。

(二)临床表现与诊断

1.临床表现

多见于年轻好运动及先天性腕关节韧带松弛者。无不稳定发生的先天性韧带松弛者在应力下拍摄X线片，也可见到与头月骨分离相同的表现，但临床上无症状出现。如果出现有关的症状，则考虑关节有不稳定发生。

2.原发性分离

可有外伤史，如腕关节强力背伸、桡骨远端骨折或桡尺远侧关节损伤，也可无外伤史。渐进性腕关节肿痛、力弱,在握拳或腕关节承受纵向应力、腕关节侧偏或背向应力作用下可出现痛性弹响,关节活动可正常,腕中关节背侧可有压痛。头状骨背移试验阳性:对头骨施加背向应力时,由于头骨近极移向背侧,与月骨背侧极发生碰撞,引起腕关节局部疼痛或不适,同样的试验对于仅有韧带松弛而没有不稳定发生者,则不会出现症状。常规 X 线片检查仅可见原始损伤表现。向头骨施加背向应力时,可见头骨近极向背侧移位,头月骨间关节掌侧间隙增宽及背侧半脱位。如果月骨有背伸出现,表明 DISI 发生。

3.继发性分离

多见于桡骨远端骨折畸形愈合、桡骨远端腕关节面背倾的患者。关节疼痛为主要症状,渐进性加重,可有痛性弹响。关节握力及运动幅度下降,头月骨间关节和三角钩骨间关节背侧压痛。X 线片可见原骨折遗留畸形,桡骨远端关节面背倾,头骨和月骨中轴线移向桡骨干中轴线后方。腕关节尺偏时,头月骨间关节呈现背侧半脱位。动态 X 线或摄影检查为较好的确诊手段。

(三)治疗原则

1.原发性分离

桡舟头韧带紧缩术疗效较为可靠,术后用石膏固定腕关节 8 周左右。

2.继发性分离

桡骨远端截骨、楔形骨块植骨,矫正桡骨远端腕关节面背倾畸形。

三、月三角骨分离

(一)病因及损伤机制

与舟月骨分离一样,同属分离型不稳定。一般认为,单纯月三角骨间韧带损伤难以引起月三角骨分离,当月三角骨间韧带、桡腕背侧韧带(或背侧桡三角韧带)、掌侧月三角韧带复合损伤时,分离方可发生。由于月三角骨分离后桡腕关节生物力学变化较小,其 X 线片表现常不如舟月骨分离明显,容易漏诊或误诊,同时临床上发生创伤性关节炎的可能性也较小。

(二)临床表现与诊断

其损伤机制与舟月骨分离相似,多有腕背伸着地的外伤史,也可由腕关节旋转暴力引起,或继发于类风湿关节炎。腕尺侧疼痛,握力下降,腕关节尺偏及旋转时疼痛明显加重。局限性压痛位于月三角骨间关节背侧,腕关节桡尺偏活动时可出现痛性弹响。偶有尺神经受压症状。

1.三角骨冲击试验

检查者一手稳定月骨,另一手捏持三角骨和豌豆骨,并使其向掌背方向移动,若发现三角骨移动幅度过大或月三角骨间关节疼痛或有摩擦感,视为阳性。

2.放射学检查

(1)Ⅰ型:常规X线片无异常发现,应力位片可有中间体掌屈不稳定(VISI)出现。关节造影和关节镜检查可见月三角骨间韧带穿孔或部分撕裂。闪烁摄影显示月三角骨间关节处有核素浓集。

(2)Ⅱ型:由Ⅰ型发展而来,可有上述阳性发现。

3.X线检查

X线检查可见舟骨掌屈、投影变短和皮质环征;月骨掌屈,桡月角>15°,三角骨呈背伸位;月三角骨关节间隙可有增宽,腕骨弧线中断。

由于腕关节尺侧疼痛的原因众多,如腕三角纤维软骨损伤、尺腕关节撞击综合征、三角钩骨关节炎、豌豆骨骨折、尺动脉血栓、腕尺管综合征、肌腱炎等,诊断月三角骨分离时应注意鉴别。临床上单纯靠放射学检查较难对月三角骨分离做出确切诊断,如临床怀疑为月三角骨分离,有条件者应通过腕关节镜检查来明确诊断。

(三)治疗原则

1.保守治疗

保守治疗适用于急性期月三角骨分离者。最好用长臂石膏管型固定腕关节于背伸、尺偏位6~8周。如有VISI,则先行复位,然后通过经皮克氏针做内固定。

2.手术治疗

手术治疗适用于保守治疗失败,VISI畸形严重及慢性分离者。有以下两种方法。

(1)韧带修复:修复和手术操作方法与舟月骨分离相似,对于严重的VISI畸形者,需同时修复背侧桡三角韧带。

(2)局限性腕关节融合:如月三角骨间关节融合、头月骨间关节融合等,以纠正关节分离和VISI畸形。

四、舟大小多角骨间关节不稳定

(一)病因及损伤机制

一种少见的无分离型腕关节不稳定形式,一般认为与拇指强力外展或腕桡背侧受伤有关,导致舟大小多角骨间韧带复合体的掌侧部分损伤,而大小多角骨过度背移。有动态和静态之分。

(二)临床表现与诊断

1.静态不稳定

多有外伤史,如拇指强力外展位致伤或腕背桡侧最先着地致伤。舟骨远极掌侧或舟大小多角骨间关节有疼痛和压痛,关节活动受限。X线片及关节造影检查可见舟大小多角骨间关节间隙增宽,或舟、月、三角骨掌屈,呈 VISI。

2.动态不稳定

可有外伤史;局部可有疼痛和压痛,某些体位时可出现关节交锁或关节活动受限。X线片无异常发现。动态放射学检查可见舟大小多角骨间关节有暂时性的分离和纵向半脱位。

(三)治疗原则

石膏管型制动适用于急性期。急性期及慢性期均可行手术修复韧带。

五、腕骨尺侧移位

(一)病因及损伤机制

腕骨尺侧移位由多种原因引起,如类风湿关节炎、尺骨头切除术后、创伤、多发性骨软骨瘤、马德隆畸形等。正常情况下,腕骨承受纵向负荷时有滑向尺侧和掌侧的趋势,而桡腕掌、背侧韧带、三角纤维软骨复合体及尺骨远端有控制这种趋势的作用,当稳定结构损伤后,其稳定作用减弱或消失,导致腕骨尺侧移位发生,同时腕骨也可表现掌屈移位的特点。该不稳定也可以是动态型不稳定,临床发现桡腕掌侧韧带有明显损伤。

(二)临床表现与诊断

关节肿胀、疼痛、活动受限和握力减弱。其原发疾病也可引起上述症状。可见患手向尺侧移位,桡骨茎突凸出,可出现"银叉"样畸形,施加外力时畸形可消失,但某些情况下畸形也可以是固定的,如严重的类风湿关节炎。X线片检查为主要诊断手段。①I型:所有腕骨均向尺侧移位,桡骨茎突与舟骨间的间距加大,桡尺距比大于健侧,月骨近极关节面与桡骨远端关节面相对部分少于其 1/2。侧位片有时可见近排腕骨掌屈和向掌侧移位,表现为 VISI。② II 型:桡骨与舟骨的对应关系不变,月骨和其他腕骨移向尺侧,舟月骨间间隙加大,近排腕骨掌屈,呈 VISI。

(三)治疗原则

早期患者可进行损伤韧带的直接修复,但临床效果不是十分肯定。晚期治疗方法主要为局限性腕关节融合,如桡月关节融合或桡舟月关节融合。

六、腕骨背侧移位

(一)病因及损伤机制

腕骨背侧移位又称为桡腕关节背侧半脱位,常继发于桡骨远端骨折或骨折畸形愈合(Colles 骨折、Barton 背侧骨折)。

(二)临床表现与诊断

关节肿痛,握力和活动度减弱。侧面可见枪刺刀畸形。X 线片可见桡骨远端骨折或骨折畸形愈合,关节面掌倾角消失或呈背倾,月骨和头状骨背侧移位,中轴线位于桡骨干轴线的背侧。

(三)治疗原则

急性期将桡骨远端骨折复位腕骨背侧移位即可矫正。慢性期宜手术治疗,桡骨远端截骨植骨,恢复桡骨远端腕关节面正常掌倾角和尺偏角。如发生创伤性关节炎则宜行桡舟月关节融合。

七、腕骨掌侧移位

(一)病因及损伤机制

腕骨掌侧移位又称为桡腕关节掌侧半脱位,常见于 Barton 掌侧骨折,腕骨与骨折片一起移向掌侧。也可发生于韧带损伤、感染性炎症及 smith 骨折畸形愈合后,或与腕骨尺侧移位同时存在。

(二)临床表现与诊断

症状与腕骨背侧移位相同,但腕部畸形较轻。X 线片可见桡骨远端骨折或骨折畸形愈合,月骨背伸并向掌侧移位,中轴线移向桡骨干中轴线的掌侧。可合并尺侧移位。

(三)治疗原则

合并尺侧移位时,可行桡月关节融合。其他类型的掌侧移位,可行骨折切开复位纠正腕骨掌侧移位,如合并创伤性关节炎需行桡舟月关节融合。

第二节　桡尺远侧关节损伤

桡尺远侧关节(DRUJ)是一个运动滑膜关节,它连接桡、尺骨远端,并作为旋前旋后的旋转轴。由于尺骨和桡骨关节面的曲率半径不同,因此,软组织在控制和限制关节上起到了重要的作用。在前臂运动时,桡尺远侧关节与桡尺近侧关节同步,因此任何涉及桡骨或尺骨的损伤或畸形都能够影响两个关节的功能。桡尺远侧关节和尺腕关节在解剖和功能上融为一体,两者均可受到创伤和关节炎的影响。尺骨是前臂的稳定单元并协助桡腕之间的应力传递。桡骨在乙状切迹围绕尺骨头进行旋转。尺骨变异是用来描述桡骨和尺骨相对长度变化的术语。尺桡韧带是维持桡尺远侧关节稳定的主要结构。

一、三角纤维软骨复合体(TFCC)损伤

(一)病因及损伤机制

TFCC 是腕关节稳定和力量传导的重要结构,引起三角纤维软骨复合体损伤的原因有创伤性损伤和退行性损伤。

1.创伤性三角纤维软骨复合体损伤

创伤性三角纤维软骨复合体损伤分为 4 种。

(1)A 型损伤:三角纤维软骨复合体中央部穿孔。

(2)B 型损伤:三角纤维软骨复合体从尺骨茎突的止点上撕裂,可伴有或不伴有尺骨茎突骨折。

(3)C 型损伤:三角纤维软骨复合体周边部撕裂。

(4)D 型损伤:三角纤维软骨复合体从桡骨附着缘上撕脱。

2.退行性三角纤维软骨复合体损伤

退行性三角纤维软骨复合体损伤分为 5 种。

(1)A 型损伤:三角纤维软骨复合体水平部在近侧面或远侧面磨损。

(2)B 型损伤:除具有 A 型损伤外,还有月骨的尺侧面或尺骨头的桡侧面软骨破坏。

(3)C 型损伤:三角纤维软骨复合体水平部发生穿孔。

(4)D 型损伤:退变处于进展期,月骨和尺骨头的关节面出现退行性变化,三角纤维软骨复合体水平部穿孔,月三角骨间韧带断裂。

(5)E 型损伤:尺骨撞击综合征的终末期,出现创伤性关节炎,三角纤维软骨复合体水平部通常完全消失,月三角骨间韧带完全断裂。

(二)临床表现与诊断

多数有腕关节外伤史或过度重复使用史,少数患者也可无明确外伤史。持续腕尺侧慢性疼痛,关节无力、肿胀、活动受限,腕关节活动及前臂旋转时腕疼痛加剧,活动时可有响声。腕尺侧或桡尺远侧关节处压痛,腕关节各向活动受限。伴有桡尺远侧关节脱位时局部可见尺骨远端骨性隆起凸出皮下,尺骨末端可有异常活动及骨擦音。腕关节尺侧挤压试验阳性。X 线片可见桡尺骨远端分离、重叠,也可见尺骨茎突骨折。腕关节造影三角纤维软骨复合体可见裂隙、缺损,造影剂渗漏到桡尺远侧关节。腕关节镜可准确了解其损伤部位、形状、范围、程

度及滑膜炎情况。断层摄影、磁共振及放射性核素扫描等均可辅助诊断。

(三)治疗原则

保守治疗包括去除原发病因、制动、理疗、药物止痛等,如效果不满意可考虑手术治疗。

(1)尺骨短缩术:适用于三角纤维软骨复合体中央部撕裂或磨损及尺骨撞击综合征。

(2)尺骨头部分切除术:适用于桡尺远侧关节不稳定、骨性关节炎、尺骨撞击综合征等。

(3)三角纤维软骨清创术:适用于三角纤维软骨复合体中央部撕裂、穿孔或桡侧附着部撕裂。

(4)腕关节镜下三角纤维软骨清创术:周围撕裂型可在腕关节镜下修复。

二、急性桡尺远侧关节不稳

大多数单纯性 DRUJ 脱位为背侧脱位,是由过度旋前和腕背伸,如跌倒时手部撑地所致。相反,掌侧脱位发生在前臂旋后或由前臂尺侧的直接暴力导致。尽管造成 DRUJ 不稳定的最常见原因是桡骨远端骨折,但急性期行骨折复位固定后发生不稳定很少见。在大多数病例中,DRUJ 的次要稳定结构包括骨间膜、尺侧腕伸肌腱鞘、尺腕韧带及月三角骨间韧带,在愈合直至恢复为稳定关节的过程中保持着足够的稳定性。当外伤的严重程度增加,累及次要稳定结构,将最终导致关节不稳定程度增加。骨折的复位和桡骨排列的维持是 DRUJ 稳定性恢复的最重要因素。研究表明,较中部桡骨干骨折,骨折越靠近远端,伴发 DRUJ 不稳定的危险性越高。

单纯性桡尺远侧关节背侧脱位较掌侧脱位常见,急性期复位容易完成。通常,背侧脱位时旋后位最稳定,而掌侧脱位时旋前位最稳定。可用肘上位石膏在该位置固定 3～4 周。

尺骨茎突尖部骨折无须干预,因为该类骨折不会导致 DRUJ 不稳定,并且预后良好。尺骨茎突基底骨折,尤其当发生移位时,伴发 DRUJ 不稳定的风险较高。可考虑固定尺骨茎突,骨块的大小常决定了固定的方式。

三、慢性桡尺远侧关节不稳

腕关节外伤后,尤其是桡骨远端骨折畸形愈合后,常见有症状的 DRUJ 功能障碍。桡骨残存的背侧成角大于 $20°～30°$ 可伴发尺骨远端负荷增加,桡尺远侧关节不匹配,TFCC 扭曲变形和掌侧 DRUJ 不稳定。桡骨远端或前臂骨折畸形愈合导致的 DRUJ 不稳定常表现为前臂旋转受限、尺骨头突出及腕尺侧痛。这是合并了桡腕关节、尺腕关节及 DRUJ 畸形愈合的效果导致的。无桡骨远端骨折时也能出现 DRUJ 不稳定。最常见的外伤史为跌倒时手部撑地或腕关节遭受意外的旋转暴力。外伤后出现尺侧肿痛，前臂及腕部活动后加重。若外伤未行治疗，残留的疼痛或肿胀常可自行改善，但活动时疼痛、无力及力学症状将持续存在，尺骨远端持续疼痛并且明显突起。慢性不稳定很少自行改善，并且也不明确这种不稳定是否易导致关节炎。

非手术治疗严重的慢性 DRUJ 不稳定常常无效，除非患者愿意使用限制前臂旋转的支具 4 周。恢复稳定性和全幅无痛的活动度是手术治疗创伤后不稳定 DRUJ 的目标。软组织重建手术适用于 TFCC 可修复并且乙状切迹仍可胜任的患者。用尺侧腕屈肌腱束重建掌侧尺腕韧带的术式尤其适合于尺腕不稳为主要问题，而 DRUJ 不稳定为相对次要的情况。对于有累及乙状切迹骨折病史或怀疑存在 DRUJ 畸形的患者来说，CT 有助于评估乙状切迹的情况。为了改善乙状切迹边缘的机械性支持作用，可考虑单独行骨成形术，或作为韧带重建的补充手术。

四、尺骨撞击综合征

尺腕关节通过相对较小的接触面积传递大量的应力负荷，因而易发生关节退变。这种退变过程常称为尺骨撞击综合征或尺腕撞击综合征，慢性过度的压力负荷是其主要原因。关节表面的剪切应力和通过软组织的拉伸应力无疑也起到促进作用。尺骨撞击综合征专门指尺骨头切除后的尺骨残端与桡骨干骺端发生的痛性碰撞。

尺骨撞击综合征表现为腕尺侧疼痛、局限性肿胀及偶尔的活动受限。其病史和查体与急性 TFCC 损伤相似。疼痛多在握拳尺偏时加剧，尤其是合并主动的旋前和旋后时。尺骨头和三角骨周围存在掌、背侧压痛。被动和主动尺偏可导致疼痛，检查者按压尺骨头同时提升尺侧腕骨（推挤豌豆骨）可使疼痛加剧。拍摄标准腕关节 X 线片以评估腕关节和 DRUJ 的关节炎，以及测量尺骨变异。

在治疗腕尺侧痛时，必须要明确尺腕关节的退变是一个常见的、自然发生的过程。在手术前，应试行数月的非手术治疗。手术适于临床和影像学存在尺腕撞击，不伴有 DRUJ 关节炎，并且非手术治疗无效的患者。可选择尺骨头部分切除术或尺骨短缩截骨术，手术的目的是减轻尺腕负荷。

五、桡尺远侧关节炎

创伤性关节炎、炎症性关节炎、骨性关节炎、或偶尔因长期的 DRUJ 不稳定可导致 DRUJ 的退变。在治疗腕尺侧退行性改变时，区别 DRUJ 关节炎和尺骨撞击综合征非常重要。在一些病例中二者同时存在,并且均需要治疗以缓解症状。疼痛、肿胀、握力下降及僵硬是最常见的症状。在 DRUJ 水平可直接引发点状压痛。前臂旋转可导致疼痛加剧,尤其是在关节被动挤压时。DRUJ 退行性关节炎早期的 X 线表现通常在关节的近端部分。在尺骨头近端边缘可见骨赘形成,而乙状切迹通常没有表现。在晚期的病例,手术治疗计划通过尺骨头完全或部分切除,关节融合,或尺骨头置换,切除尺骨和桡骨远端间的关节。在选择治疗方案时,应当考虑到每一种术式的优点和缺点,合理采用。

第三节　下尺桡关节脱位

下尺桡关节脱位又称尺骨头脱位。下尺桡关节是由桡骨下端尺侧和尺骨小头,在桡尺背侧韧带、掌侧韧带和三角纤维软骨连接和维持下组成的。下尺桡关节是前臂的旋转枢纽,也是腕关节尺侧负荷的传导枢纽。由于下尺桡关节主要靠关节盘和桡尺掌、背侧韧带维持稳定,没有像桡尺近侧关节一样有环状韧带环抱桡骨颈,因此在解剖结构上较不稳定。下尺桡关节与腕关节隔开而不相通。下尺桡关节与上尺桡关节联动,是车轴关节,在正常活动时,尺骨不动,仅是桡骨的尺骨切迹围绕尺骨小头,并以其为轴心做 150°左右弧形旋转,其主要功能是使前臂作旋前和旋后运动。

下尺桡关节脱位临床比较多见,患者多为青壮年。

一、病因病理与分类

下尺桡关节脱位可由直接或间接暴力引起,多为间接暴力所致。腕背部尺侧直接遭受暴力时,可造成尺骨头掌侧脱位,又如做转动螺丝刀、扣排球及旋转机器摇把等动作时,患肢前臂遭到过度旋转的直接暴力;或跌倒时腕部在背伸位,遭到间接暴力,即旋转剪切力,或分离外力作用,均可导致三角纤维软骨撕裂,或与桡尺掌、背侧韧带同时破裂,发生尺骨小头脱位。按脱位方向分类,有尺骨远端向尺侧移位、尺骨头向掌侧脱位、尺骨头向背侧脱位、下尺桡关节分离等4 种类型,一般为 3 个方向的移位同时存在。孤立性下尺桡关节半脱位或脱位在临床上比较少见。最常见的脱位为桡骨远端骨折或者桡骨短缩的长轴脱位,以及在此基础上并发的尺骨远端的背侧脱位。此外,强制桡骨内旋、外旋或长期劳损,可发生下尺桡关节分离或脱位。

二、临床表现与诊断

腕部有外伤史,常有下尺桡关节处疼痛、轻度肿胀,通常无明显畸形。旋前或旋后时腕部疼痛加剧,握力下降,腕关节运动时会产生弹响。患手不能端提重物,自觉无力,握力亦减弱,伸腕、尺偏旋后活动受限。尺骨头向背侧脱位时,尺骨头较正常时更为隆起,向掌侧按压时,弹性感较健侧明显;尺骨头向掌侧脱位时,尺骨头在背侧的隆起消失,甚至有凹窝出现。下尺桡关节分离时,两侧对比,患侧较健侧增宽。摄腕关节正、侧位 X 线片,可明确有否下尺桡关节分离,X 线正位片可见下尺桡关节间隙增大(大于 2.5 mm),(图 4-1)侧位片可见桡、尺骨相对位置的变化,即尺骨头向掌侧或背侧突出,必要时应与健侧比较。也可做 CT、MRI 或腕关节造影及关节镜检查,以进一步明确诊断。若疑诊为三角纤维软骨破裂者,可作腕关节碘剂造影,若 X 线片显示碘剂流入下尺桡关节间隙者,即为三角纤维软骨破裂。(图 4-2)

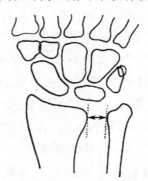

图 4-1　X 线正位片显示下尺桡关节分离

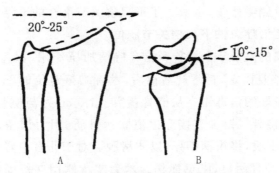

图 4-2　三角纤维软骨损伤造影

A.三角纤维软骨尖破裂;B.三角纤维软骨基底部破裂

三、治疗

下尺桡关节脱位临床并不少见,常因认识不足发生诊疗失误,导致腕功能出现障碍和疼痛。其治疗主要以恢复腕关节功能为主。单纯脱位一般考虑保守治疗,如合并桡骨远端骨折或尺骨茎突骨折则不可强求手法复位。

(一)手法复位夹板外固定

1.中立位手法复位夹板外固定

以背侧脱位为例。患者坐于凳上或床边,平伸前臂,掌心向下,助手二人,一人双手握其上臂,一人握其腕,行相对拔伸牵引。术者用力将尺骨向桡骨和掌侧推挤按压,并让远端助手屈曲肘关节,手搭其肩,使其复位。复位后持宽 3 cm、厚 1.0～1.5 cm、长可环绕腕部多半圈的纸压垫或硬纸板,用水蘸湿(不能浸透),置放在腕背侧尺侧下尺桡关节处,再用桡骨下端骨折夹板固定,前臂中立位用绷带或三角巾悬挂胸前,手心紧握柱状托板圆柱,不得内倾外翻,减少腕关节旋转,固定 3～4 周。亦可用石膏外固定于旋前位 4～6 周。

2.前臂完全旋后位夹板固定治疗下尺桡关节背侧脱位

将患者前臂极度旋后,同时向掌侧按压尺骨小头即可复位。固定方法:维持复位位置,放置合骨垫,前臂 4 块夹板超腕关节旋后位固定,屈肘 90°悬吊前臂。夹板的远端均要有向外的弧度,其大小必须适合正常的腕关节解剖,一般为桡侧板 35°,尺侧板 15°,掌侧板 15°,背侧板 30°。角度过小会压伤皮肤且达不到治疗效果。在固定期间可做屈伸运动,严禁前臂旋前。

旋后位固定的优点和原理:前臂旋后位,三角软骨盘掌侧和桡尺掌侧韧带紧张,向掌侧拉紧尺骨小头,同时旋前方肌浅头对尺骨小头有压迫,起到支撑和维持作用。上述综合因素不仅阻止尺骨小头向背侧移位,同时有利于桡尺背侧韧带和三角软骨盘背侧缘修复,也减少了下尺桡关节潜在的不稳定因素。

(二)钳夹固定治疗急性下尺桡关节脱位

此法认为以往的夹板、石膏多不能有持续加压作用,保持复位后的位置困难。采用 X 线下整复固定,行常规消毒后,术者维持对位的下尺桡关节,一助手直视下用预先准备好的消毒钳夹从桡骨茎突上1.0 cm处与桡骨冠状面平行经内外侧穿入夹住尺、桡骨。钳尖直接穿过皮肤达骨质,用力加压,同时徐徐上下摇晃,使钳夹进入骨皮质,将钳柄锁死,以防滑脱。对于儿童患者,可在桡骨茎突上2.0 cm处进钳,避开骨骺板,以免损伤。术后掌背侧用夹板固定,前臂悬吊在胸前。定期复查,调整钳夹。固定后可活动手指,2 周后可适当活动腕关节,4～6 周去除固定。

此法的实质是使下尺桡关节对合紧密，利用钳夹将尺桡骨下端内外侧牢固固定，使韧带、关节囊和骨间膜充分修复，恢复下尺桡关节的生理功能。

（三）经皮穿刺克氏针内固定治疗下尺桡关节脱位

手术方法：臂丛麻醉下手法复位。背侧脱位置于旋后位牵引下向掌侧推压脱位的尺骨头，成功后固定于旋后位。掌侧脱位于旋前位牵引下向背侧推压脱位尺骨头，成功后固定于旋前位。取克氏针，以桡骨茎突处为进针点，垂直进针，通过下尺桡关节平面及下尺桡骨远端骨化中心，以免损伤血管、神经和肌腱，针尖以刚透过尺骨尺侧骨皮质为度。（图 4-3）将针尾剪短、折弯埋于皮下。术后用硬纸板外固定，4～5 周去除克氏针行腕关节功能锻炼。

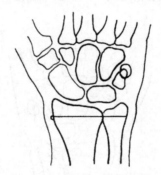

图 4-3　经皮穿刺克氏针内固定

此法疗效可靠，术中注意维持原位，选好进针点及掌握好进针方向，以减少损伤，注意进针深度以针尖刚透过尺骨尺侧骨皮质为度。术后不可过早去针，去针后应积极锻炼，以利功能恢复，减少脱位复发率。

（四）手术治疗

对于复位失败、下尺桡关节陈旧性损伤造成习惯性脱位及晚期下尺桡关节脱位者，均需手术治疗。

1.旋前方肌紧缩术治疗下尺桡关节背侧脱位

手术方法：自尺骨茎突向近端做一长约 6 cm 的纵形切口，切开显露深筋膜，把尺侧腕屈肌腱，指浅、深屈肌腱牵向桡侧，即可显露旋前方肌。沿旋前方肌尺骨附着处的边缘，切开骨膜，行骨膜下剥离，把旋前方肌骨膜瓣轻轻掀起，注意保护血管神经分支。前臂旋前位，按压尺骨小头，使下尺桡关节复位，此时将前臂固定在中立位，直视下经尺桡骨远端固定一克氏针，一端针尾留在皮外，便于拔除。把旋前方肌骨膜瓣从尺骨前缘移到背侧，与尺骨背侧骨膜缝合，然后依次关闭切口。前臂中立位用石膏固定 4 周。此法要领是依靠旋前方肌的动力修复来维持下尺桡关节的稳定。用新的受力方式,使腕部恢复了新的力量平衡。旋前方肌有血管神经支配,复位后不会引起缺血性肌挛缩或失神经支配而降低疗效。

2.用掌长肌腱修补下尺桡关节脱位

手术方法:从腕背侧入路,避开浅静脉主干,逐层分离,显露尺桡骨远端2.0～3.5 cm,手持式电钻在距尺骨远端1 cm处钻孔,方向尽可能前后垂直,出孔稍偏桡侧。试行复位后,在同一平面的桡骨中线处钻孔,前后垂直,出口稍偏尺侧,冲洗伤口,取同侧掌长肌腱,串通尺桡两孔,在桡侧交叉,充分复位后拉紧肌腱,用7号线缝合,两头拉直缝合在附近韧带上,关闭切口。(图4-4)前臂充分旋后位用石膏固定。术后3天开始手指锻炼,3周后拆除石膏开始屈腕锻炼,随后行旋转功能锻炼。

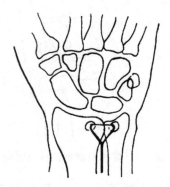

图 4-4　　掌长肌腱修补下尺桡关节脱位

传统切除尺骨小头的方法基本可恢复前臂旋转及腕部功能,但外观畸形,患肢承重、稳定性明显偏差,而随着尺骨头的消失,前臂部分单支架旋转,腕关节结构破坏,会产生“内空”感。掌长肌腱修复下尺桡关节脱位,不但能保存完整的解剖结构,且肌腱力量大,穿入骨内而相连,对腕部稳定性和手部承重有着重要的作用。术中应注意保护表浅静脉,注意无菌技术、止血、术后抗感染等环节,以利尽早恢复局部血运,保证掌长肌腱存活。

(五)单边外固定架治疗合并下尺桡关节脱位的桡骨远端粉碎性骨折

手术方法:采用 Bastiani 单平面半针骨外固定架(小号)。臂丛麻醉下,患肢外展置于边台,消毒铺巾。远端两针固定于第3掌骨背侧,近端固定于桡骨中下段背侧距桡腕关节10 cm处。锐性小口切开皮肤后,钝性分离至骨面,钻头钻孔后,拧入支架钉过对侧皮质。注意支架钉应避开中指伸肌腱,且穿过掌侧皮质1个螺纹即可。上外固定架后,于牵引下 X 线透视,下尺桡关节解剖结构基本恢复,拧紧加压杆螺母。或用加压杆在 X 线动态观察下反向撑开,恢复下尺桡关节解剖结构,使桡骨和尺骨关节面水平。调节万向节,固定腕关节于背伸 20°、尺偏10°的功能位,手法复位桡骨远端,固定 6 周后拆除外固定架。

本疗法优势:应用外固定架撑开关节间隙,解除对桡骨茎突的压迫;牵拉骨块恢复正常解剖关系,并可直接固定于功能位,便于护理;术后可随时调整;由于固定范围小,患者握拳充分,消肿快,局部血液循环恢复快,有利于骨折愈合,且不影响一般日常生活和工作。

(六)中药治疗

中药在下尺桡关节脱位治疗中,对于消肿止痛、活血化瘀和通利关节有重要的作用。可按不同病程中所出现的病症进行辨证用药。

四、并发症

下尺桡关节脱位在腕部损伤中比较常见,它可单独发生,或并发桡骨头骨折、桡骨远端骨折、前臂尺桡骨双骨折和肘关节脱位等。因此治疗较为复杂,可遗留持续腕痛、腕关节畸形、手和前臂运动受限和桡尺关节不稳。这主要是因为长期以来对这种损伤认识不足,在诊断和治疗上存在一些问题。随着诊断和治疗水平的提高,其后遗症亦将逐渐减少。

第四节　腕　骨　脱　位

腕骨脱位或骨折脱位是继发于腕骨或韧带损伤后引起的。摔倒后以手撑地是腕骨脱位的常见损伤方式,在跌倒时腕部损伤的机制依靠如下因素:①伤力的大小和特征;②撞击手的位置;③腕骨和韧带的相对强度。患者常有较为典型的手过伸位或过屈位外伤史,表现为腕部疼痛,活动严重受限。在 X 线片上有3个特征应在正位片上检查:腕弓、关节间的对称性和单个腕骨的形状,尤其是舟骨和月骨。

一、月骨周围脱位

月骨周围脱位是月骨周围的腕骨相对于桡骨远端的背向或掌向移位,周围的腕骨与月骨及桡骨远端的正常关节丧失,而月骨与桡骨的解剖关系正常。月骨周围脱位多为背侧脱位,而且常合并有腕骨或尺、桡骨远端的骨折,如舟骨骨折、头状骨骨折和桡骨茎突骨折。并发舟骨骨折的月骨周围脱位通常称为经舟骨月骨周围脱位，以此来表明损伤的程度与单纯的月骨周围脱位有所不同。如果骨折发生于其他骨骼，名称可依此类推，如经头状骨月骨周围脱位、经三角骨月骨周围脱位、经桡骨茎突月骨周围脱位等。如果为多发骨折，诊断时可将受累骨骼的名称序次列出，如同时并发舟骨和头状骨骨折的月骨周围脱位可称之为经舟骨、头状骨月骨周围脱位。与月骨周围脱位并发的骨折，其近端与月骨、桡骨远端的解剖关系保持不变，而远端则向背侧或掌侧脱位。

（一）损伤机制

月骨周围背侧脱位为月骨周围进行性不稳定Ⅲ期表现，系舟月骨分离后背伸、尺偏暴力向关节尺侧延伸的结果。暴力使桡舟头韧带、头月骨间韧带、头三角韧带、月三角韧带和月三角骨间韧带逐一断裂，或导致头状骨、钩骨和三角骨骨折，头状骨、钩骨和三角骨与月骨分离并与舟骨一起向背侧脱位。头状骨背侧脱位，除了与维持其稳定的桡舟头韧带断裂及其本身的骨折有联系外，也可继发于桡骨茎突骨折（桡舟头韧带附着于此）。头状骨骨折多为腕关节过度背伸时桡骨远端背侧缘与之撞击的结果。

经舟骨月骨周围脱位虽然也为月骨周围进行性不稳定Ⅲ期表现，但损伤机制与上述略有不同，它发生于舟骨骨折之后，为背伸、桡偏暴力作用的延续，骨折近侧段与月骨、桡骨远端的解剖关系不变，而远侧段则与其他腕骨一起向背侧脱位。月骨周围掌侧脱位少见，多为作用于手背侧的掌屈暴力所致。

（二）临床表现与诊断

（1）腕关节有明确的背伸外伤史。关节疼痛、肿胀及压痛的范围较单独骨折广泛，晚期可局限于一较小区域。运动幅度及握力明显下降。

（2）X线正位片可见腕骨弧线中断，头状骨与月骨、桡骨与舟骨影像重叠域加大，腕中关节间隙消失，舟月骨间关节间隙变宽，脱位复位后尤为明显，月骨周围的腕骨及桡、尺骨远端可有骨折线存在。侧位片可见舟骨掌屈，纵轴与桡骨纵轴近乎垂直，近极位于桡骨远端背侧缘或掌侧缘，月骨与桡骨远端解剖关系正常，桡月关节间隙无明显的不对称，其余腕骨向背侧或掌侧脱位，其中头状骨最显著。月骨周围的腕骨如有骨折，远侧段常脱向背侧或掌侧，而近侧段仍滞留在原位，与月骨的解剖关系保持正常。

（三）治疗

首先要矫正脱位及恢复桡骨远端、月骨与周围腕骨间的正常解剖关系；然后矫正骨折移位、舟月骨或月三角骨分离。脱位矫正后，舟月骨分离或月三角骨分离可依然存在并可能变得更加明显,需加以整复,彻底消除妨碍关节功能恢复的不利因素。

1.月骨周围背侧脱位

(1)闭合复位外固定:闭合复位在关节明显肿胀之前容易获得成功。

(2)闭合复位经皮穿针固定:由于外固定不能彻底消除舟月骨分离及骨折移位复发的可能性,因此,在闭合复位成功后可先经皮穿针固定舟头骨和舟月骨及远、近侧骨折段,然后再用石膏托作外固定,以阻止分离及移位的复发。6～8周拔针进行功能锻炼。

(3)切开复位克氏针内固定:适用于复位失败者或陈旧性的脱位、移位骨折和舟月骨分离。月骨周围脱位,通常采用背侧S形或纵向弧形切口,如复位困难或修复韧带还需作掌侧切口。在牵引下矫正脱位、舟月骨分离、DISI和移位骨折,然后穿针于舟月骨、舟头骨及月三角骨作固定,修复切开和撕裂的背侧关节囊及韧带。术后,用长臂石膏托将腕关节固定于屈曲位或中立位,2周后拆线,6～8周拔针开始功能锻炼。经桡骨茎突月骨周围脱位,多采用横形或S形切口。茎突骨折多为粉碎性骨折,但无须特殊处理。如骨折块较大并有移位,可在复位后作克氏针内固定。经舟骨月骨周围脱位,脱位与骨折移位并存者可用背侧入路,如脱位已矫正,仅存移位骨折,可采用掌侧入路。植骨与否,可根据掌侧骨质缺损程度及损伤时限而定。术后固定同闭合复位。就陈旧性脱位/骨折脱位的切开复位而言,复位前彻底清除关节腔内肉芽组织,松解背侧关节囊及瘢痕组织,复位后仔细地修复背侧关节囊(韧带)和腕背伸肌支持带,是获得成功的关键。

(4)腕中关节融合:适用于陈旧性脱位或软骨损伤严重者。术后关节运动幅度虽有所降低,但疼痛消失,腕关节仍可保持原有的高度。

(5)近排腕骨切除:适应证与腕中关节融合相同,术后虽也可保留部分运动度,但关节高度有所减少,手的握力明显降低。此术所需的固定时间较短,因而不能耐受长期固定的老年人宜选用此法。

(6)全腕关节融合:当腕骨或关节软骨广泛破坏时可做全腕关节融合,用牺牲运动来换取疼痛症状的缓解和消失。

2.月骨周围掌侧脱位

闭合复位的难度大于背侧,通常需要做切开复位。

二、月骨脱位

月骨脱位一般分为掌侧和背侧脱位两种,后者较为少见。

(一)损伤机制

月骨外形比较规则,正面观为四方形,侧面观为半月形。近侧凸面与桡骨下面组成关节;远侧凹面与舟骨共同对应头状骨,组成腕中关节的一部分,并有小部分与钩骨构成关节。月骨桡侧与舟骨以前上及后下两关节面接触。月骨与舟骨、桡骨间有坚强的桡舟月间韧带相连,在月骨的掌侧及背侧各有韧带连接于桡骨及周围的腕骨。月骨是腕骨中唯一掌侧宽而背侧窄的腕骨,并且月骨位于腕部的中心,加之桡骨远端关节面具有掌倾的特点,因而在桡腕关节极度背伸暴力作用下,月骨受到头状骨和桡骨的挤压,被迫沿腕的冠状轴急剧向掌侧旋转脱位,脱位时月骨背侧韧带、舟月韧带及三角韧带同时断裂。1902 年比亚利(Bialy)将月骨的掌侧脱位根据月骨旋转情况分成 3 个阶段:第一阶段月骨的远侧凹面向背侧向;第二阶段远侧凹面向掌侧向,月骨旋转 90°;第三阶段远侧凹面向近侧向,旋转 180°。按照梅菲尔德(Mayfield)的观点,月骨掌侧脱位为腕关节背伸型损伤发展的最终阶段,即月骨周围进行性不稳定Ⅳ期表现。

月骨脱位机制的分期:①1 期仅限于舟月韧带;②2 期发展至桡舟头韧带腕中部分,或者表现为舟(头状)骨骨折等大弧损伤;③3 期发展至月三角骨间韧带和尺三角骨间韧带断裂;④4 期发展至桡舟月三角韧带断裂,月骨掌侧脱位。

(二)临床表现与诊断

(1)有明确的外伤史。

(2)腕部肿胀,腕关节前后径增粗,局部压痛,有空虚感或腕部活动受限。由于月骨向掌侧脱位,压迫屈指肌腱使之张力增大,手指不能完全伸直,被动伸展或主动屈曲手指均可引发剧烈疼痛。

(3)腕关节掌侧饱满,触诊可感觉到皮下有隆起物体。

(4)脱位的月骨还可能压迫正中神经,出现腕管综合征,正中神经支配的桡侧 3 个半手指感觉麻木,拇对掌功能障碍。

(5)X 线摄片可清楚显示月骨脱位。正位片上月骨由四边形变成三角形,周围的关节间隙不平行或宽窄不等。侧位片上桡骨、月骨、头状骨三者轴线关系发生改变,月骨向掌侧脱离原位,月骨凹形面向掌侧倾斜,呈倾倒的茶杯状或者仍位于桡骨远端的凹面内,但掌屈度加大,桡月关节背侧间隙明显变宽。头状骨已不在月骨凹形面上,而位于月骨的背侧,但头状骨和桡骨的轴线关系正常。

(三)治疗

月骨脱位,即使旋转 180°也未必一定发生缺血性坏死。因为位于掌侧韧带内的滋养血管多保持连续性,月骨仍由此获得血液供应。因此,复位是治疗月骨脱位的首选方案。其治疗原则应先完成复位,恢复月骨与桡骨及周围腕骨的正常解剖关系,然后再矫正腕骨分离和移位骨折。

(1)闭合复位外固定:臂丛麻醉下,助手分别握持患者手指和前臂,使腕关节背伸,同时向远端牵引。术者用双手握其腕部,以拇指用力挤压腕位的月骨凹面的远侧使其复位。如不易将月骨推挤复位,可用细克氏针在无菌操作及 X 线透视下,自掌侧把针刺入月骨凹面的远端,在牵引下向背侧压迫协助复位。

(2)闭合复位经皮穿针固定。

(3)切开复位克氏针内固定。适用于:①闭合复位失败;②陈旧性脱位;③正中神经卡压、肌腱断裂。手术多选掌侧切口,切开屈肌支持带,牵开指屈肌腱,然后将月骨复位。手术过程中,应注意保护附着在月骨掌侧的软组织结构,以免损伤血管导致月骨坏死。对复位有困难的陈旧性脱位,可于背侧再做一切口,以松解腕骨间挛缩的软组织、清除占据月骨原有位置的肉芽组织。

月骨一经复位便需矫正舟月骨分离及移位骨折。正中神经充血、变硬严重者,需做外膜或束间松解。复位后用克氏针做内固定,并修复关节囊及韧带。术后再用石膏托外固定 4～6 周。

(4)月骨切除和肌腱充填:对于掌背侧韧带均断裂、与周围骨骼完全失去连接的月骨脱位及切开也无法复位的月骨脱位,如果桡骨远端关节软骨无明显的损伤,可行月骨切除和带蒂头状骨移位替代月骨,亦可应用豌豆骨或其他假体替代。关节若有不稳定,应加做舟大小多角骨间关节融合,以矫正舟骨旋转半脱位,恢复正常的负荷传导和运动功能。术后用石膏托于腕关节中立位或掌屈位固定 6～8 周。

(5)近排腕骨切除、腕关节融合:用于关节软骨损伤严重的脱位。

三、舟骨脱位

(一)病因及损伤机制

舟骨脱位较为少见,分为旋转半脱位和完全脱位,前者多见。其常由腕关节背伸、桡偏暴力导致舟月骨间韧带断裂引起,一般合并其他的腕关节骨折与脱位。

(二)临床表现与诊断

(1)外伤史。

(2)腕关节肿胀、疼痛、活动受限及握力减低。

(3)X 线表现:旋转半脱位可见舟骨远端向掌侧旋转,近端向桡背侧旋转脱位;舟月间隙大于 3 mm;皮质环征阳性;舟月角加大,桡骨和舟骨掌侧边缘呈

V字形。完全脱位则可见舟骨近端从桡骨远端关节面舟骨窝中完全向掌侧脱出。

（三）治疗原则

（1）早期可行手法复位，经皮克氏针固定。

（2）手法复位失败或晚期者行切开复位，韧带修复或重建。

（3）如发生腕关节炎，则需行关节融合术。

四、桡腕关节脱位

（一）病因及损伤机制

多合并其他部位的骨折或脱位，往往由直接暴力引起。根据暴力引起桡腕掌侧韧带损伤或背侧韧带损伤的不同，可导致掌侧或背侧桡腕关节脱位。

（二）临床表现与诊断

（1）外伤史。

（2）腕部畸形、肿胀、疼痛、活动受限及握力减低。可伴有正中神经损伤或尺神经损伤。

（3）X线片显示腕关节结构紊乱。相对于桡骨，近排腕骨以远的腕骨向背侧或掌侧移位，可伴发其他骨折或脱位。

（三）治疗原则

（1）新鲜闭合脱位可行手法复位石膏托外固定。

（2）开放性损伤可行切开复位克氏针内固定，同时可修复损伤的韧带。陈旧性损伤可行切开复位畸形矫正。如有神经受压症状，可同时探查神经，并予以松解。

第五节　腕骨骨折

腕骨骨折是腕部损伤中最为常见的一种形式，它可发生于某一单独腕骨，也可同时发生于多块腕骨，甚至合并有腕部关节的脱位或韧带等软组织的损伤。虽然国内外学者对腕骨骨折发生率的统计不甚一致，但普遍认为舟骨骨折发生率最高，其次依次为三角骨、大多角骨、月骨、头状骨、钩骨、豌豆骨和小多角骨。

一、舟骨骨折

在腕骨骨折中,以舟骨骨折最为多见,占全身骨折的 2%～7%,占腕骨骨折的 70%左右。由于舟骨血供特点和在腕骨排列中独特的解剖位置与功能,以及目前诊断技术、治疗方法的不规范,在临床诊断和治疗上国内尚存在很多问题,如新鲜舟骨骨折的漏诊率高和晚期舟骨骨不连、骨坏死及多并发腕关节不稳定等,导致临床治疗的困难和治疗时间过长,常遗留腕关节的疼痛和不同程度的腕关节功能丧失,甚至发生创伤性关节炎,是临床亟待解决的重要课题。

（一）损伤机制

舟骨是近排腕骨之一,但排列于远、近两排腕骨间,在功能解剖上发挥桥接作用,控制和协调桡腕和腕中关节的运动。因此,在腕关节外伤时易发生骨折。舟骨骨折多为间接暴力所致,因体育运动或交通事故等造成腕关节的非生理性过伸及内收(尺偏),舟骨背伸,舟月间韧带断裂,舟骨呈水平位嵌于桡骨茎突与大、小多角骨之间,受嵌压应力和桡骨茎突背侧缘的挤压应力而发生骨折。由于舟骨中部细小,对暴力抗折性小,所以舟骨骨折以腰部最为多见,占 70%,结节部及近端骨折相对少见,分别占 15%。

（二）分类

舟骨骨折的分类应以治疗为目的,从而决定不同的手术适应证。一般根据部位、时间、骨折线的走行和骨折的稳定性进行分类,而目前国外的 Herbert 分类法则是依据以上因素制定而成,更具有临床的实用性。

(1)按部位分为结节部、腰部和近端骨折。

(2)按时间分为新鲜、陈旧性骨折和骨不连。

(3)按骨折线分为水平型、横形、垂直型、撕脱性和粉碎性骨折。

(4)按骨折的稳定性分为稳定型和不稳定型骨折。稳定型骨折包括舟骨结节部、腰部和近端的横形骨折,并且无移位,可保守治疗。不稳定型骨折:①4 种不同体位的 X 线片(腕关节正位、侧位、旋前 45°位和舟骨轴位)示有骨皮质的不连续,且骨折端移位大于或等于 1 mm;②近 1/3 部的骨折;③伴有 DISI 的骨折,在侧位 X 线片上桡月角大于健侧 10°;④腕高指数较健侧降低 0.03 以上的骨折;⑤舟骨长度较健侧缩短 1 mm 以上的骨折;⑥有游离骨折块或粉碎性骨折;⑦纵形骨折;⑧骨不连;⑨伴有月骨周围脱位的骨折。这些骨折有移位或骨不连,稳定性差,难以手法整复和外固定,必须手术治疗。

（三）诊断

早期正确的诊断,取决于以下几个方面:①理学检查方法的改善和开发;

②X线摄影方法的改进和计测等的进展;③CT、MRI、骨扫描、腕关节镜和关节造影等先进诊断技术的应用。

1.临床表现

(1)鼻烟窝的肿胀、疼痛和压痛是新鲜舟骨骨折最典型的症状和体征。由于鼻烟窝的底为舟骨腰部,此体征较特异,可同时伴有舟骨结节的压痛。但在陈旧性骨折病例中,该体征往往不典型,新鲜骨折亦有体征轻微者,应行双侧对比检查,以免漏诊。

(2)舟骨的纵向叩击痛:沿第1、2掌骨的纵向叩击痛是诊断新鲜舟骨骨折的又一特有体征。其优点是在腕关节石膏托外固定后仍可检查,但陈旧性骨折多表现阴性。

(3)腕关节功能障碍:以桡偏和掌屈受限为主,是新鲜舟骨骨折的非特异体征。

(4)舟骨漂浮实验(Watson 试验):用于诊断不稳定型舟骨骨折和舟月骨分离。将患者腕关节被动尺偏,检查者用一只手握住患者手掌被动使腕关节桡偏。正常时检查者拇指可明显感觉到舟骨结节向掌侧突出,似有压迫拇指的感觉;异常时无此感觉,而产生剧烈的疼痛或弹响。

2.辅助检查

(1)X线检查:现常规采用4个体位摄影,腕关节正位、侧位、旋前45°斜位和舟骨轴位像。为了提高腕关节X线片的再现性和诊断的准确率,应采用由帕尔默(Palmer)和埃普纳(Epner)所提倡的标准正侧位像,即在肩外展90°、肘关节屈曲90°、腕伸直、手掌触片时进行正位拍摄,在肩关节0°位、肘屈90°位、前臂中立位拍摄侧位片。旋前45°斜位像和舟骨轴位像,可最大限度显示舟骨轴长,便于观察有无骨折,判断其与周围腕骨的关系。①正位:两侧对比判断舟骨的形状是否有短缩,有无骨折线、骨吸收、骨硬化,舟月间隙的大小和近排腕骨弧形连线有无异常。舟骨骨折可见骨折线和舟骨的短缩。舟月骨分离时,可见舟月间隙超过 3 mm 和舟、月骨近端连线出现段差。②侧位:观察舟骨有无骨折、移位、驼背畸形(humpback deformity)和 DISI。在侧位像,舟骨与月骨、三角骨和头状骨相重叠,判断舟骨骨折较困难,应在熟悉正常 X 线片后两侧对比阅读。在合并DISI 时,可见月骨与舟骨近侧骨折背伸,舟骨结节则掌屈,向背侧成角畸形,测量桡月角在 0°以下,舟月角在 70°以上。③旋前 45°斜位像:矫正了舟骨生理性的向掌侧 45°、向桡侧 30°的倾斜角,最大限度地展现了舟骨全长,可清除重叠所致的骨折线不清。④舟骨轴位像:通过腕关节背伸和尺偏,以矫正舟骨在正位像向下、前、外的倾斜角,较大程度显示舟骨的轴长,同时可避免腕骨的重叠,以利观察骨折线及判断有无移位。

在 X 线诊断上,只要能正确而熟练地阅片,则上述 4 种体位可诊断 97% 的舟骨骨折。对疑有而 X 线片不明确的,应在 3 周后重复拍片,可因骨折端骨质坏死吸收、骨萎缩而间距增大,从而显示清晰的骨折线,以明确诊断。

(2)腕关节造影:通过腕关节造影,可直接观察舟骨骨折的骨折线及有无连接,软骨有无损伤,舟骨与其他腕骨间韧带是否断裂,是否有滑膜炎及其程度与范围等。

(3)腕关节镜:在镜下可直接观察舟骨的骨折线,是否有移位和缺损,关节软骨及骨间韧带有无损伤等,是一种有价值的诊断方法。

(4)CT:由于 CT 能得到腕关节的不同横断面图像,对于舟骨骨折、移位和骨不连是一种有决定意义的诊断方法,在国外已作为常规进行的术前、术后检查。CT 的最大优点是可在横断面观察舟骨,观察范围广,1 mm 的骨折线或骨分离均可有良好的图像显示,并可沿舟骨长轴做横断像观察。

(5)MRI:MRI 对腕骨的缺血性变化显示了非常敏感的反应,这种性质对舟骨骨折、骨坏死的临床诊断是非常有用的。在 T_1 加权像骨折线表现为低信号区,舟骨的缺血性改变亦为低信号区。而在 T_2 加权像远位骨折端表现为高信号时,表示为骨折的愈合期;近位骨折端的低信号表示骨的缺血性改变;点状信号存在于等信号区域表示缺血性改变有明显恢复。这些变化突破了 X 线诊断的界限,对舟骨骨折的早期诊断和骨折的转归判定有重要意义。

虽然目前在舟骨骨折的辅助诊断上主要依据 X 线片,但应用腕关节镜、CT、MRI 等先进的诊断技术,可提高舟骨骨折的早期诊断率,对判定预后、防止漏诊和并发症的发生有重要意义。

(四)治疗

1.新鲜无移位的舟骨骨折的治疗

对于新鲜无移位的舟骨骨折,采取石膏外固定的治疗。只要固定可靠、时间充足,骨折基本都可以愈合。对此,国内外学者达成了共识,但对于石膏外固定的类型、固定的长度与时间、体位及有无必要固定腕关节以外的其他关节的意见不一。

2.不稳定型舟骨骨折的治疗

新鲜舟骨骨折保守治疗发生骨不连的概率是比较高的,迪亚斯(Dias)对 82 例患者随访,骨不连的发生率是 12.3%;赫伯特(Herbert)报道骨不连发生率是 50%,其主要原因是骨折的移位、DISI 等不稳定骨折的存在。因此,对舟骨不稳定型骨折、晚期的骨不连和骨坏死均采用手术治疗。治疗方法大致有以下几种。

（1）单纯切开复位内固定：如克氏针、螺钉、骨栓内固定等，适用于新鲜的不稳定型骨折。

（2）内固定加游离骨移植技术：用于治疗骨不连。

（3）带蒂骨瓣移植术：适用于晚期的骨延迟愈合、骨不连和近侧骨折端的缺血性坏死。

（4）桡骨茎突切除术：适用于腰部骨折，切除桡骨茎突的 1/4 左右，以消除腰部的剪力。

（5）加压螺栓（Herbert 螺钉）内固定术：1984 年，由 Herbert 和费希尔（Fisher）首先报道，螺栓前后带有螺纹，材料选用钛合金。头端螺纹的螺距较宽，而尾端螺纹的螺距较窄。此方法具有内固定确切可靠、对骨折端有加压作用、可矫正舟骨骨折的畸形和移位等优点，从而可以促进骨折愈合、缩短治疗时间，有利于早期恢复功能和工作，临床治愈率达 90％以上。近 10 余年来在国外推广应用，已成为舟骨骨折的主要治疗手段。

二、月骨骨折

月骨骨折在腕骨中较为少见，这与月骨的解剖特点、位置、功能密切相关。月骨位于由桡骨、月骨和头状骨组成的关节链的中央，在协调腕关节运动和维持腕关节稳定上均起到重要的作用，其活动度及所承受的剪力均很大。由于约有20％的月骨是单一由掌侧或背侧供血的，这类单侧主干型供血的月骨，易发生骨折后的缺血坏死。

（一）损伤机制

月骨骨折可来自外力的直接打击，造成月骨的纵形劈裂、碎裂或部分骨小梁断裂。但多数患者为间接外力所致，均有腕关节过度背伸的外伤史，如滑倒坠落时以手掌支撑地面等。在腕关节过度背伸的过程中，头状骨与月骨发生撞击，从而发生月骨冠状面横断骨折，骨折线多位于月骨体的掌侧。在尺骨负向变异时，月骨内、外侧面因受力不均匀而出现矢状面骨折。腕关节过度屈伸时，起止于月骨的韧带受到紧张牵拉，易发生月骨的掌、背侧极撕脱骨折。月骨背侧极骨折，亦可因桡骨远端背侧关节缘的撞击所致。同时，月骨在轻微外力的长期作用下，受到桡骨与头状骨的不断挤压，亦可发生月骨疲劳性骨折及骨内微血管网损伤。由于症状轻微，易被忽视，进而发生月骨的缺血性坏死。

（二）临床表现

患者均有明显的腕部外伤史。腕部疼痛，月骨区有明显的肿胀、压痛，腕关节屈伸运动受限,甚至影响手指的屈伸运动。疲劳性骨折多无外伤史,而且症状轻微。

(三)辅助检查

1.X 线 片

正、侧位像均可见断裂的骨小梁和骨折线。侧位像因月骨和其他腕骨的重叠,有时难以诊断,需要加摄断层片。

2.CT

尤其是三维重建 CT,可以观察到月骨的 3 个断面,有利于明确诊断。

3.MRI

对月骨骨折后发生的缺血性坏死可早期诊断。

(四)治疗

月骨骨折可用短拇人字管形石膏外固定 4～6 周,掌侧极骨折固定腕关节于屈曲位,背侧极骨折固定在腕背伸位,无移位的月骨体骨折固定在功能位。有移位的月骨体骨折应行切开复位克氏针内固定,在骨折固定期间应定期复查断层 X 线片或 CT,判断有无缺血性坏死的发生,以便及时更改治疗方案。月骨背侧极骨折可发生骨折不愈合,出现持续性腕部疼痛,将骨折片切除后,可缓解症状。

三、三角骨骨折

三角骨骨折是继舟骨骨折之后最常见的腕骨骨折,多合并有其他腕关节损伤。三角骨是腕关节中韧带附着最多的腕骨,在维持腕关节稳定与功能及传递轴向外力时具有重要作用。

(一)损伤机制

三角骨骨折多由腕关节过度背伸、尺偏和旋前位时遭受暴力所致,为月骨周围进行性不稳定的 I 期表现。远侧骨折段与月骨周围的腕骨一起向背侧移位,近侧段与月骨的对应关系不变,称经三角骨月骨周围脱位。在腕关节过伸和尺偏时,可发生钩骨或尺骨茎突与三角骨撞击,导致三角骨背侧部骨折,或因韧带牵拉导致三角骨掌、背侧的撕脱骨折。直接暴力亦可导致三角骨体部的骨折。

(二)临床表现与诊断

(1)临床上患者多表现为腕关节尺侧半肿胀、疼痛、压痛,伴有挤压痛,腕关节运动明显障碍。

(2)X 线片:腕关节正位像可清晰见到三角骨的骨折线和其与周围腕骨的关系;侧位像可明确背侧皮质骨折;旋后 30°斜位像可观察到三角骨掌侧面骨折线及与豌豆骨的对应关系,以及有无脱位。

（3）CT：临床症状明显、疑有三角骨骨折而普通 X 线片无异常时，可行 CT 或断层检查，以消除其他腕骨遮盖效应的影响，进一步明确诊断。

（三）治疗

无移位的横断骨折，可采用短拇人字管形石膏外固定 4～6 周即可。并发移位或脱位的骨折，先行手法复位、石膏外固定，手法复位失败者可行切开复位内固定。撕脱骨折虽常有骨折不愈合的发生，但只要无不适可不需特殊处理；如有症状可行撕脱骨折片切除术，同时修补损伤的韧带。

四、豌豆骨骨折

豌豆骨是 8 块腕骨中最小的一块，多被认为是一个籽骨，骨折的发生率并不多见。豌豆骨位于三角骨的掌侧，与三角骨构成豆三角关节，也是尺侧腕屈肌的止点，参与腕关节的屈伸运动。同时豌豆骨又与远排腕骨的钩骨钩构成腕尺管，是尺神经和尺动、静脉的通道。

（一）损伤机制

直接暴力是骨折的主要原因，是滑倒、坠落时腕关节呈背伸位，豌豆骨直接接触地面所致，分为线状和粉碎性骨折。多有腕部复合性损伤，如腕关节的突然强力背伸，尺侧腕屈肌会剧烈收缩以抗衡暴力作用，维持关节稳定，这种间接暴力可致豌豆骨的撕脱骨折。直接或间接暴力均可致豆三角关节发生脱位或半脱位。

（二）临床表现与诊断

1.临床表现

腕尺侧部疼痛、肿胀，豌豆骨处压痛明显，伴有屈腕功能障碍和牵拉痛。有时出现尺神经卡压症状，如环、小指的刺痛及感觉过敏等。

2.辅助检查

旋后 30°斜位像和腕管切位像可清晰显示骨折线，亦可判断豌豆骨与三角骨的对应关系。同时腕关节正、侧位像可明确腕关节有无并发损伤。腕关节中立位时，豆三角关节间隙正常宽 2～4 mm，豌豆骨与三角骨关节面近乎平行，其夹角小于 15°。若怀疑豆三角关节半脱位，应做双腕对比检查，患侧可见豆三角间隙大于 4 mm；豆三角关节面不平行，夹角大于 20°；豌豆骨远侧部或近侧部与三角骨重叠区超过关节面的 15%。

（三）治疗

用石膏托将腕关节固定在微屈曲位 4～5 周，以减少尺侧腕屈肌对骨折端的牵拉，直至骨折愈合。对少数骨折未愈合，遗留有局部疼痛和压痛，影响腕关节功能或骨折畸形愈合,合并有尺神经刺激症状者,可切除豌豆骨,但必须仔细修复软组织结构,重建尺侧腕屈肌腱的止点。4 周后开始功能练习。

五、大多角骨骨折

大多角骨介于舟骨与第 1 掌骨之间,在轴向压力的传导上具有重要作用,分别与舟骨、小多角骨构成关节,尤以第 1 腕掌关节的鞍状关节至关重要,具有双轴运动,为完善拇指的重要功能奠定了解剖学基础。

(一)损伤机制

拇指遭受外力时,轴向暴力经第 1 掌骨向近侧直接撞击大多角骨而发生体部骨折。间接暴力亦可迫使腕关节背伸和桡偏,大多角骨在第 1 掌骨和桡骨茎突下发生骨折。结节部骨折既可来自直接暴力,如腕背伸滑倒、大多角骨与地面直接撞击;又可来自间接暴力,如腕屈肌支持带的强力牵拉等。

(二)临床表现与诊断

1.临床表现

临床上多表现为腕桡侧疼痛和压痛,纵向挤压拇指可诱发骨折处疼痛。

2.辅助检查

(1)X 线片:腕关节正位、斜位、腕管位平片检查可见骨折线存在。

(2)CT:对结节部骨折可明确诊断。

(三)治疗

对无移位的体部和结节部骨折,用短拇人字管形石膏外固定 4～6 周;对移位的体部骨折,可行切开复位克氏针内固定,以恢复鞍状关节面的光滑和平整;对有明显移位的结节部骨折,应做骨折块切除,以避免诱发腕管综合征。

六、小多角骨骨折

小多角骨体积小,四周有其他骨骼保护,内外介于大多角骨和头状骨之间,远近介于舟骨与第 2 掌骨之间。又因其位置隐蔽,与其他腕骨相比,鲜有骨折发生。并且小多角骨是远排腕骨中唯一与单一掌骨底形成关节的腕骨,由第 2 掌骨传递的轴向压力经小多角骨传向舟骨。由于其掌侧面狭窄、背侧面宽阔,轴向压力下易发生背侧脱位。

(一)损伤机制

小多角骨骨折极少发生,多并发第 2、3 掌骨基底骨折或脱位。在轴向暴力作用下,第 2 掌骨向近侧移位并与小多角骨相互撞击,导致骨折或小多角骨背侧脱位。陈旧性小多角骨脱位,因合并附着韧带及滋养动脉的撕裂,易发生缺血性坏死。

（二）临床表现与诊断

1.临床表现

临床上患者多有腕背小多角骨处的肿胀、疼痛和压痛，腕关节运动有轻度障碍，伴有活动痛。如骨折块向掌侧移位，可诱发腕管综合征。

2.辅助检查

X线片上通常可显示骨折线的存在，对可疑的骨折可通过CT明确诊断。

（三）治疗

无移位的小多角骨骨折采用石膏外固定4～6周。对有骨折移位或并发第2、3掌骨底骨折及脱位的小多角骨骨折，需切开复位克氏针内固定，必要时做植骨、第2腕掌关节融合，以求得到一个稳定和无症状的第2腕掌关节。

七、头状骨骨折

头状骨骨折可单独发生，亦可与其他结构损伤同时存在。头状骨头部无滋养动脉进入，其血供来源与舟骨近端相似，由该骨体部的滋养动脉逆行分支供血。因此，头状骨头部和颈部的骨折易损伤此逆行供血系统，一旦治疗不当，可造成头状骨骨折不愈合或头部的缺血性坏死，进而导致腕关节运动障碍。

（一）损伤机制

腕关节在掌屈位时，外力直接作用于头状骨，可造成头状骨体部的横折或粉碎性骨折。间接暴力多发生在腕关节桡侧损伤、舟月骨分离或舟骨骨折后，系腕关节过度背伸、头状骨与桡骨远端关节面背侧缘相互撞击的结果，多见于颈部骨折。骨折后的腕关节继续背伸，可导致骨折远、近侧段分离，无韧带附着的近侧段相对于远侧段约呈90°的旋转移位。暴力作用消失后，腕关节由过度背伸恢复到自然状态下的屈、伸体位，会加剧近侧端的旋转，使之呈180°旋转移位。因此间接暴力所致的头状骨颈部骨折为不稳定型骨折，且移位的近侧端（头部）易发生缺血性坏死。

（二）临床表现与诊断

（1）临床上表现为头状骨背侧疼痛、肿胀及压痛，腕关节功能受限，伴有活动痛、畸形、异常活动，骨擦音不明显。

（2）常规腕关节正、侧位X线片上可清晰显示骨折线和骨折端的移位。少数无移位的骨折X线平片难以显示，需通过CT确诊。

（三）治疗

治疗单纯无移位的骨折可采用石膏外固定6周。有移位的新鲜骨折，需行切开复位克氏针内固定;有移位的陈旧性骨折,在切开复位的同时,需切取桡骨瓣游离植骨。骨折近侧端(头部)发生缺血性坏死或创伤性关节炎时,可切除头部,做腕中关节融合术。

八、钩骨骨折

钩骨呈楔形,介于头状骨与三角骨之间,分别与其构成有关,有坚强的骨间韧带相连。钩骨钩介于腕管与腕尺管之间,分别有屈肌支持带、豆钩韧带及小鱼际肌附着,钩的桡侧是屈肌腱,尺侧是尺神经血管束,尺神经深支绕过钩的底部进入掌深间隙,因此钩骨钩一旦骨折、移位,易造成屈肌腱断裂和尺神经卡压。由于钩骨供血来源多样、供血充分、骨内供血多极化,故不易发生缺血性坏死。

(一)损伤机制

钩骨体部骨折多见间接暴力,偶尔由直接暴力所致,可分为远侧部和近侧部骨折两类,以远侧部骨折较多见。钩骨钩骨折多见于运动性损伤,直接暴力可发生于球拍对钩骨钩的撞击,从而导致钩骨钩基底的骨折。间接暴力为腕关节过度背伸时,屈肌支持带和豆钩韧带对钩骨钩的牵拉所致钩骨钩尖端的骨折。

(二)临床表现与诊断

1.临床表现

腕掌尺侧肿痛,握拳时加重,局部压痛明显,将小指外展时疼痛加重。钩骨钩骨折时压痛明显,并有轻度异常活动。有50%以上患者可出现腕尺管综合征。陈旧性钩骨钩骨折,亦可出现环、小指屈肌腱自发性断裂。移位骨折及环、小指腕掌关节背侧脱位可导致腕关节尺背侧隆凸畸形、局部肿胀和压痛。

2.X线片

钩骨体部骨折拍摄腕关节正位平片即可明确诊断,但钩骨钩骨折在腕关节正、侧位X线片上难于诊断,需采用特殊体位摄影。

3.CT

通过观察腕骨的不同横截面,可直接显示出钩骨钩骨折的部位及移位程度。因此,在临床上怀疑钩骨钩骨折而单纯X线片不能明确诊断时,应常规做CT检查。特别是三维CT可消除重叠腕骨的影响,从立体上判断移位骨折的方向性,因而具有很高的诊断价值。

(三)治疗

(1)无移位的钩骨体部骨折,因其较稳定,也无并发症,采用石膏托外固定4~6周即可。

(2)体部骨折有移位或并发腕掌关节脱位,早期可行切开复位克氏针内固定,晚期则在复位后做腕掌关节融合术,以消除持续存在的疼痛等症状。钩骨钩骨折对手的功能影响较大,并发症多,骨折片较小并且垂直于手掌,很难复位和外固定,因此一旦确诊,即应手术治疗,可行切开复位克氏针内固定或钩骨钩切除术。前者因内固定较困难,易并发尺神经卡压和屈肌腱损伤,而较少应用;后者手术操作简单,不破坏腕关节的稳定,术后无并发症,腕关节功能得以迅速恢复。术中应修复钩骨钩骨折断面、豆钩韧带,将屈肌支持带的止点与骨膜一起缝合。合并尺神经卡压时应同时行尺神经松解术,屈肌肌腱断裂时也应修复。

第六节 桡骨远端骨折

桡骨远端骨折是指距桡骨远端关节面 3 cm 以内的骨折,这个部分是松质骨和密质骨交界处,是解剖薄弱的区,较易发生骨折。桡骨远端骨折常见,约占全身骨折总数的 1/6。骨折无人种差异,年龄呈双峰分布,5～14 岁为关节内骨折,60～69 岁为关节外骨折,老年人性别比为男:女=1:4。

尺桡骨远端三柱理论:桡侧柱为桡骨远端外侧半,包括舟骨窝和桡骨茎突,对于桡侧的腕骨具有支撑作用,一些稳定腕关节的韧带也起自于此。中柱为桡骨远端的内侧半,包括关节面的月状窝(与月骨相关节)和乙状切迹(与尺骨远端相关节)。通常情况下,来自月骨的负荷经由月骨窝传递到桡骨。尺侧柱包括尺骨远端、三角纤维软骨和下尺桡关节,承载来自尺侧腕骨及下尺桡关节的负荷,具有稳定作用。

一、致伤机制

本病多为间接暴力引起。跌倒时,手部着地,暴力向上传导,发生桡骨远端骨折。本病多发于中、老年人,与骨质量下降因素有关。而年龄大于 60 岁的老年人常合并骨质疏松,因此桡骨远端骨折多继发于摔伤等低能量损伤。年轻患者则多继发于交通事故、运动损伤等高能量损伤。

二、临床表现

(1)外伤史明确。

(2)患者伤后出现腕关节疼痛、活动受限。骨折移位明显时,桡骨远端骨折可出现典型的餐叉样、枪刺刀畸形。

（3）检查腕部肿胀，有明显压痛，腕关节活动明显受限，皮下可出现瘀斑，尺桡骨茎突关系异常，则提示桡骨远端骨折。如果腕部有骨擦音、异常活动，不要反复尝试诱发骨擦音，以免引起神经和血管损伤。

（4）腕部神经、血管肌腱损伤发生率不高，但需充分重视。骨折向掌侧移位可能导致正中神经、桡动脉等损伤。骨折向背侧移位可能导致伸肌腱卡压。

（5）注意患者的全身情况及其他合并伤。

三、检查

（一）X线表现

评估桡骨远端损伤的首选检查。多数骨折、脱位、力线不良、静态不稳定等，都很容易从标准的X线检查鉴别出来。标准的前后位及侧位X线可测量出桡骨远端的掌倾角、尺偏角和桡骨高度等重要参数。

（二）CT平扫及三维成像

可以明确骨折块的移位方向、角度，明确关节面的塌陷程度，发现隐蔽的腕骨骨折，特别是普通X线难以诊断的涉及舟骨窝、月骨窝的桡骨远端骨折，对于桡骨远端骨折的诊断起着重要作用，可以提高诊断的准确率。而且CT检查对于尺桡骨远端三柱理论的应用，尤其是传统X线检查容易疏漏的中间柱损伤，包括月骨关节面损伤的诊断具有重要意义。

（三）MRI

MRI在桡骨远端骨折的应用中也不可替代。MRI检查是评估桡腕骨间韧带撕裂、TFCC损伤、软骨损伤及肌腱损伤的最准确评估手段。此外，MRI还对于腕关节创伤性或非创伤性疼痛、炎症性疾病、腕骨骨折、缺血性坏死等伤病的诊断均起到至关重要的作用。

四、骨折诊断与分类

（一）Melone分类法（按冲模损伤机理）

1984年梅隆（Melone）认为与Neer的肱骨近端骨折分型相似，根据桡骨远端的骨干、桡骨茎突、背侧中部关节面及掌侧中部关节面这四个部分的损伤情况，将桡骨远端骨折分为5型：这一分型较好地体现了桡骨远端关节面的月骨窝完整状态。

Ⅰ型：关节内骨折，无移位或轻度粉碎性，复位后稳定。

Ⅱ型：内侧复合部呈整体明显移位，伴干骺端粉碎和不稳定（冲模骨折）；ⅡA型：可复位；ⅡB型：不可复位（中央嵌入骨折）。

Ⅲ型：同Ⅱ型，伴有桡骨干蝶形骨折。

Ⅳ型：关节面呈横向劈裂伴旋转，常见严重软组织及神经损伤。

Ⅴ型：爆裂骨折，常延伸至桡骨干。

（二）Cooney 分类法

库尼（Cooney）按 Gartland 和 Werley 分类法结合骨折发生于关节外或关节内、稳定或不稳定，将桡骨远端骨折分为 4 型。

Ⅰ型：关节外骨折，无移位。

Ⅱ型：关节外骨折，移位。ⅡA 型，可整复，稳定；ⅡB 型，可整复，不稳定；ⅡC 型，不能整复。

Ⅲ型：关节内骨折，无移位。

Ⅳ型：关节内骨折，移位。ⅣA 型，可整复，稳定；ⅣB 型，可整复，不稳定；ⅣC 型，不能整复；ⅣD 型，复杂性骨折。

（三）Frykman 分类法

1967 年弗莱克曼（Frykman）根据桡骨远端骨折是在关节内还是关节外、是否伴有尺骨茎突骨折将其分为 8 型。

Ⅰ型：关节外骨折。

Ⅱ型：关节外骨折伴尺骨茎突骨折。

Ⅲ型：桡腕关节受累。

Ⅳ型：桡腕关节受累伴尺骨茎突骨折。

Ⅴ型：下尺桡关节受累。

Ⅵ型：下尺桡关节受累伴尺骨茎突骨折。

Ⅶ型：下尺桡、桡腕关节受累。

Ⅷ型：下尺桡、桡腕关节受累伴尺骨茎突骨折。

将桡腕关节和桡尺关节各自受累情况结合起来分类，其型数越高，骨折越复杂，功能恢复越困难。由于该分型缺乏显示骨折移位程度或方向、背侧粉碎程度及桡骨短缩，对预后并无帮助。

（四）Fernandez 分类法（按损伤机理）

1993 年，费尔南德斯（Fernandez）提出了基于力学特点的分类系统，这有利于发现潜在的韧带损伤。

Ⅰ型：屈曲损伤，张应力引起干骺端屈曲型骨折（Colles 和 Smith 骨折），伴掌倾角丢失和桡骨短缩（DRUJ 损伤）。

Ⅱ型：剪切损伤，引起下尺桡关节面骨折（Barton 骨折、桡骨茎突骨折）。

Ⅲ型:压缩损伤,关节面压缩,不伴有明显的碎裂,包括有明显骨间韧带损伤的可能性。

Ⅳ型:撕脱损伤,由韧带附着引起的骨折(桡骨和尺骨茎突骨折)。

Ⅴ型:高能量损伤所致Ⅰ～Ⅳ型骨折伴明显软组织复合伤。

(五)人名分类法

以人名命名的骨折目前仍在使用,但不能包含桡骨远端的各种骨折类型,易引起混淆。

Colles骨折:最常见的骨折,桡骨远端、距关节面2.5 cm以内的骨折,伴远侧骨折断端向背侧移位和向掌倾成角。1814年由亚伯拉罕·柯莱斯(Abraham Colles)详细描述,因此以他的名字命名为Colles骨折。骨折常涉及桡腕关节和下尺桡关节,常合并尺骨茎突骨折。

Smith骨折:1847年Smith首先详细描述了与Colles骨折有不同特点的桡骨远端屈曲型骨折,又称Smith骨折,也称反Colles骨折。

Barton骨折:指桡骨远端关节面骨折,常伴有脱位或半脱位,1938年由巴顿(Barton)首先描述,故又称Barton骨折。

Barton骨折与Colles骨折、Smith骨折的不同点在于脱位是最多见的。也有学者将Barton骨折归入Colles骨折,将反Barton骨折归入Smith骨折中的Thomas Ⅲ型。

(六)AO分类、分型

桡骨远端骨折共分A、B、C三大类,每类有3个组,每组又分3个亚组。

关节外骨折A型,包括A1型,孤立的尺骨远端骨折;A2型,桡骨远端骨折,无粉碎、无嵌插;A3型,桡骨远端骨折,粉碎、嵌插。

简单关节内骨折B型,包括B1型,桡骨远端矢状面骨折;B2型,桡骨远端背侧缘骨折;B3型,桡骨远端掌侧缘骨折。

复杂关节内骨折C型,包括C1型,关节内简单骨折(2块),无干骺端粉碎;C2型,关节内简单骨折(2块),合并干骺端粉碎;C3型,粉碎的关节内骨折。

五、并发症

桡骨远端骨折可累及位于腕关节周围的正中神经、尺神经和桡神经感觉支,引起相应的症状,有时会引起反射性交感神经营养不良(创伤后骨萎缩)。部分患者可出现肌腱的原始或继发损伤,其中以拇长伸肌腱发生率最高。老年患者长时间外固定后可出现肩-手综合征。晚期各种原因造成复位不良或复位后再移位未能纠正,常导致腕关节创伤性关节炎。

不稳定的桡骨远端骨折还常出现畸形愈合,如果影响腕关节活动并导致疼痛,则需要手术治疗。手术方法包括桡骨远端截骨楔形植骨矫形术、尺骨小头切除术、尺骨短缩术等。

六、治疗

(一)非手术治疗

手法复位外固定为主要的治疗方法。桡骨远端屈曲型骨折复位手法与伸直型骨折相反。由于复位后维持复位位置较困难,因此宜在前臂旋后位用长臂石膏屈肘 90°固定 5～6 周。复位后若极不稳定,外固定不能维持复位者,则需行切开复位接骨板或克氏针内固定。

(二)手术治疗

对于复杂骨折类型且对功能要求较高的患者建议手术治疗。行关节镜辅助复位＋外固定或内固定、切开复位内固定术。手术治疗的目的是恢复下尺桡关节的正常解剖关系,恢复桡骨下端关节面的完整性。

(三)手术适应证

(1)严重粉碎性骨折,移位明显,桡骨远端关节面破坏。

(2)不稳定骨折:手法复位失败,或复位成功,外固定不能维持复位及嵌插骨折,导致尺、桡骨远端关节面显著不平衡者。

(四)内固定手术方式的选择

钉板系统内固定术,于桡骨掌侧置入单接骨板或掌背两侧置入双板或三板(附加桡骨茎突的单独板钉固定)固定骨折,尤其是对于 C 3 型复杂的粉碎性骨折,单板虽然能固定干骺端的骨折,但缺少对关节骨块的有效把持,骨块易发生向板对侧的移位。掌背侧联合固定,能通过对板加强对关节骨块的固定。

有限切开复位克氏针联合外固定支架固定术的指征:①开放的桡骨远端骨折;②极度粉碎,内固定无法达到稳定固定的骨折;③临时固定。

七、康复治疗

无论手法复位或切开复位,术后均应早期进行手指屈伸活动。保守治疗者外固定后,每 1～2 周需复查 X 线片了解骨折是否再发生移位。如果未再移位,则继续石膏外固定;如果出现移位,则需要再次手法复位或进行手术复位。4～6 周可去除外固定后再复查 X 线片,逐渐开始腕关节活动。手术内固定稳妥者术后可不必再行外固定,早期进行腕关节的主动屈伸活动训练。骨折愈合后,桡骨远端因骨痂生长,或由于骨折对位不良,使桡骨背侧面变得不平滑,拇长伸肌腱在不平滑的骨面反复摩擦,导致慢性损伤,可发生自发性肌腱断裂,需行肌腱转移术修复。若骨折短缩畸形未能纠正,使尺骨长度相对增加,尺、桡下端关节面不平衡,常是后期腕关节疼痛及旋转障碍的原因,可行尺骨短缩术。

八、预后

功能评定 4 个 90°(旋前、旋后、伸腕、屈腕各达 90°)。一般病例预后较好,但少数损伤较重,且因治疗不当而引起骨骺早期闭合者,数年后可出现尺骨长、桡骨短、手腕桡偏的马德隆畸形。此种畸形给患者带来不便和痛苦,可行尺骨茎突切除术矫正。

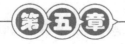

髋部及大腿损伤

第一节　髋关节脱位

　　髋关节脱位是指股骨头与髋臼构成的关节发生脱位。髋关节脱位约占全身各关节脱位的 5％，占全身四大关节（肘、肩、髋、膝）脱位的第三位，仅次于肘、肩关节脱位。由于髋关节周围有坚强的韧带和丰厚的肌群，其结构十分稳固，一般不易发生脱位，只有在强大暴力作用下才可能发生髋关节脱位。髋关节脱位以活动力强的青壮年多见，多为高能量损伤如车祸、塌方、高处坠落等所致，复位越早治疗效果越好。如脱位时间过长，可能会增加股骨头缺血性坏死和创伤性关节炎的发生。

　　髋关节脱位，中医学称为"胯骨出""大腿根出臼""机枢错努""臀骱骨出"等。

一、病因病理

　　髋关节脱位一般是由间接暴力导致，直接暴力所致极少见。随着我国交通运输业及建筑业的发展，因车祸、从工地高处坠落、塌方等高能量损伤所致的髋关节脱位日益增多，布兰德（Brand）在对髋关节脱位并骨折的病因学研究中发现约 80％由机动车车祸所致。由于损伤能量高，对髋关节结构破坏严重，除脱位外，关节囊及邻近的肌肉等软组织亦有广泛损伤，常伴有髋臼、股骨头骨折，甚至并有同侧股骨颈、股骨干骨折等复合伤。由于损伤严重，其晚期并发症也相对增多。

二、分类

　　临床上按脱位的方向可分为后脱位、前脱位、中心型脱位。除此之外，还有陈旧性髋关节脱位。

(一) 后脱位

髋关节在屈曲位时股骨头的一部分不在髋臼内，稳定性靠关节囊维持，若同时再有内收则股骨头大部分位于髋臼后上缘，其稳定性甚差。在车祸中患者处于坐位，膝前方顶撞于硬物上，或患者由高处坠落时髋关节处于屈曲位，来自膝前方的强大冲击力沿股骨干纵轴传递至股骨头，使股骨头冲破关节囊向后脱出，这样的脱位常伴有髋臼后缘或股骨头骨折，部分患者可同时伴有股骨颈或股骨干骨折；如若患者髋关节在屈曲、内收、内旋位受伤，或暴力纵向传递时存在迫使大腿内收、内旋的分力，这时股骨颈可被髋臼前内缘阻挡，形成一杠杆支点，股骨头更易向后上脱出。这样的脱位伴有髋臼后缘或股骨头骨折、股骨颈或股骨干骨折的概率相对较小。塌方时患者髋关节处于屈曲、内收位，膝关节着地，重物由腰骶部或臀后冲击髋关节，也能迫使股骨头冲破后方关节囊而形成后脱位。髋关节后脱位发生时由于髋关节屈曲的角度不同，股骨头脱出的位置亦有所不同。当屈髋小于90°时股骨头脱出的位置多位于髋臼后上方的髂骨部，形成后上方脱位；当屈髋90°时股骨头多停留在髋臼后方，称为后方脱位；当屈髋大于90°时股骨头脱向髋臼后下方，停留在近坐骨结节部，称为髋关节后下方脱位。

股骨头脱出关节囊，造成股骨头圆韧带断裂，后关节囊撕裂，关节囊后上方各营养支发生不同程度的损伤。但前侧髂股韧带和关节囊保持完整，并具有强大拉力，使患肢出现屈髋、内收、内旋畸形。髋关节后脱位约占髋关节脱位的85%。

髋关节后脱位并发髋臼后缘骨折约占32.5%，合并股骨头骨折占7%～21%。坐骨神经可因牵拉或受到股骨头的挤压，骨折块的碾挫而发生牵拉伤、撕裂伤、挤压伤、挫伤，出现下肢麻痹，踝背伸功能障碍。

(二) 前脱位

外界暴力作用使大腿强力外展、外旋，此时股骨大转子顶部与髋臼上缘接触，以此为支点的杠杆使股骨头脱出髋臼，突破关节囊，向前方脱位。少数情况下髋关节在外展外旋位时，大转子后方遭受向前的暴力，造成前脱位。脱位后若股骨头停留在耻骨横支水平，称为耻骨型或高位型，可致股动脉、股静脉受压而出现下肢循环障碍；若股骨头停留在髋臼前方，称为前方脱位；若股骨头停留于闭孔处，称为闭孔脱位。临床上以此型多见。股骨头可压迫闭孔神经而出现股内侧区域性麻痹。前脱位占髋关节脱位的10%～15%。

（三）中心型脱位

中心型脱位多由传达暴力所致。多因挤压伤致骨盆骨折，折线通过臼底，股骨头连同骨折片一起向骨盆内移位所致。亦可发生于下肢在轻度外展屈曲位时，强大暴力作用于股骨大转子外侧；或髋关节在轻度外展外旋位，高处坠落，足跟着地，暴力沿股骨纵轴传达致股骨头撞击髋臼底，致臼底骨折，当暴力继续作用，股骨头可连同髋臼的骨折片一同向盆腔内移位，形成中心型脱位，有时可伴有盆腔内脏器损伤。

（四）陈旧性髋关节脱位

当脱位超过 3 周即称为陈旧性脱位。近年来由于诊断水平的提高，这类疾病已明显减少，常见于漏诊或延误治疗的患者。漏诊多见于伴有同侧股骨干骨折，由于骨折症状掩盖了脱位征象，临床检查欠周详；延误治疗多见于伴有其他严重复合伤，为抢救生命或治疗复合伤而延误治疗时机。此时髋周肌肉、肌腱挛缩，髋臼为血肿机化形成的纤维瘢痕组织填充，关节囊破裂口在股骨颈基底部愈合，股骨头为纤维瘢痕组织包裹粘连而固定于脱出的位置。同时由于长时间的废用，患侧股骨，尤其是股骨颈及转子部骨质疏松明显。这些都给手法复位增加了一定的困难。

中医学认为髋关节脱位的病机为骨错筋伤，气滞血瘀，病理性质为实证。早期，由于髋关节骨错筋伤，筋膜断裂，络脉受损，血离经脉，气机凝滞，瘀积不散，经络受阻，故髋部疼痛、肿胀、关节活动受限，瘀血泛溢肌肤，则局部皮肤瘀紫；中期，骨位虽正，但筋络尚未修复，瘀血内滞未尽去，故肿痛减轻，瘀斑渐散；后期，瘀血已尽，肿痛消退，虽筋络连续，但尚未坚韧，故关节活动不利，患肢乏力。

三、诊断

（一）病史

有如车祸、高处坠落、塌方、运动伤等明确的外伤史。

（二）临床表现

1.髋关节脱位常见症状

受伤后患侧髋部疼痛、淤肿、畸形，出现功能障碍，弹性固定。

2.髋关节脱位的体征

（1）后脱位：患髋呈屈曲、内收、内旋、短缩畸形，伤侧膝关节屈曲并靠于健侧大腿中 1/3 处，即"粘膝征"阳性；患者臀部膨隆，股骨大转子上移凸出，在髂前上棘与坐骨结节连线（Nelaton 线）上可扪及股骨头。

（2）前脱位：患髋外展、外旋、轻度屈曲，患侧较健肢增长畸形；患侧膝部不能靠于健侧下肢上，"粘膝征"阴性；患侧大转子区平坦或内陷，在腹股沟或闭孔处可扪及股骨头。

（3）中心型脱位：移位不多者无特殊体位畸形；移位明显者可出现患肢短缩畸形，大转子不易扪及，阔筋膜张肌、髂胫束松弛；若髋臼骨折形成血肿，患侧下腹有压痛，肛门指检可在患侧有触痛或扪及包块。

3.陈旧性髋关节脱位

陈旧性髋关节脱位可分为陈旧性后脱位、陈旧性前脱位、陈旧性中心型脱位。由于时间的迁延，局部的瘀肿已退，疼痛常不明显，甚至可扶拐跛行，伤侧肢体肌肉萎缩，但脱位造成的畸形仍在。

（三）影像学检查

1.X 线检查

X 线检查是诊断髋关节脱位的主要方法，一般情况下，髋关节正位、闭孔斜位、髂骨斜位X 线片可明确脱位的类型及是否伴有骨折。

（1）髋关节后脱位：股骨头脱出位于髋臼后方，在 Nelaton 线之上，Sheton 线不连续；股骨干内收、内旋，大转子突出，小转子消失，内旋越明显，股骨颈越短。若合并髋臼骨折、股骨头骨折或股骨颈骨折，宜加照闭孔斜位及髂骨斜位片。若合并髋臼后缘骨折，骨折片常被脱位的股骨头推向上方，位于股骨头顶上；若合并股骨头骨折，则多发生于股骨头的前内下部，很少累及负重区，股骨头前下内方骨折块多保留在髋臼内。

（2）髋关节前脱位：股骨呈极度外展、外旋位，小转子突出，股骨头位于髋臼前方多在闭孔内或耻骨横支水平。

（3）髋关节中心型脱位：髋臼白底骨折，骨折片随股骨头突入盆腔，骨盆正位片可显示髋臼及股骨头的改变，闭孔斜位及髂骨斜位片可清楚显示髋臼骨折及移位情况。

（4）陈旧性髋关节脱位：X 线可显示脱位的方向，伴骨折者可见移位的骨折片；脱位时间长者，髋关节周围可见增大的软组织影，部分患者可有软组织钙化影，股骨上段可有不同程度的骨质疏松。

2.CT 检查

在常规 X 线检查中由于患者摆位时的剧痛等，难以达到满意的双斜位投照效果，加之影像的重叠及遮盖等因素的干扰，对创伤后并有骨折者容易漏诊或低估。CT 薄层扫描及三维重建可提高髋臼及股骨头骨折检出率；能初步了解关节及周围软组织损伤后的形态变化；能准确地进行髋关节合并骨折的分型，对临床治疗及减少晚期并发症有重要的意义。

3.MRI 检查

MRI 在了解髋关节脱位并髋臼骨折、股骨头骨折骨片的大小及移位情况不如 CT 清楚,但在观察髋关节周围软组织损伤、髋臼唇撕裂、关节腔内出血的情况较 CT 敏感。晚期可用来观察是否伴有股骨头坏死。

(四)分类分型

1.根据股骨头与髋臼的位置关系分型

(1)前脱位:以 Nelaton 线(髂前上棘与坐骨结节的连线)为标准,位于该线前方者为前脱位。前脱位又可分为前上方脱位(耻骨脱位)、前方脱位(髋臼前方脱位)、前下方脱位(闭孔脱位)。

(2)后脱位:脱位后股骨头位于 Nelaton 线后方者为后脱位。后脱位又可分为后上方脱位(髂骨部脱位)、后方脱位(髋臼后方脱位)、后下方脱位(坐骨结节脱位)。

(3)中心型脱位:股骨头冲破髋臼底或穿入盆腔者为中心型脱位。

2.根据合并骨折类型分型

髋关节脱位并骨折分型种类较多,下面介绍临床上常用的分型。

(1)Thompson-Epstein 髋关节后脱位并骨折分型:该分型法缺失髋关节后脱位并股骨颈骨折的分型。

Ⅰ型:髋关节后脱位伴有或不伴有髋臼后缘小骨折片。

Ⅱ型:髋关节后脱位伴有髋臼后缘较大单一骨折片。

Ⅲ型:髋关节后脱位伴有髋臼后缘粉碎性骨折。

Ⅳ型:髋关节后脱位伴有髋臼后缘及髋臼顶骨折。

Ⅴ型:髋关节后脱位伴有股骨头骨折。

(2)髋关节前脱位并骨折分型:髋关节前脱位发生概率较小,一旦脱位常易致股骨头骨折。

凹陷型髋关节前脱位并股骨头负重区压缩性凹陷骨折。

经软骨骨折型髋关节前脱位并股骨头负重区骨软骨骨折或关节软骨缺损。

(3)髋关节中心型脱位分型。

Ⅰ型:髋臼底部横形或纵形骨折,股骨头无移位。此型损伤轻,较多见。

Ⅱ型:髋臼底部骨折,股骨头呈半脱位进入盆腔。此型损伤较重,亦较多见。

Ⅲ型:髋臼底部粉碎性骨折,股骨头完全脱位于盆腔,并嵌入于髋臼底部骨折间。此型损伤严重,较少见。

Ⅳ型:髋臼底骨折并有髋臼缘骨折或同侧髂骨纵形劈裂骨折,骨折线达臼顶,股骨头完全脱位于盆腔。此型损伤严重,很少见。

3.根据脱位时间长短分类

新鲜髋关节脱位时间在3周以内,陈旧性髋关节脱位时间超过3周。

(五)常见并发症

1.骨折

髋关节脱位可并有髋臼骨折、股骨头骨折,少数情况下可出现同侧股骨颈骨折或股骨干骨折。

2.坐骨神经损伤

髋关节后脱位并髋臼后上缘骨折者或未能及时复位者,易致坐骨神经损伤,多表现为不完全损伤,以腓总神经损伤表现为主,出现足下垂、足趾背伸无力、足背外侧感觉障碍等体征。

3.闭孔神经损伤

前脱位的股骨头亦可压迫闭孔神经,致闭孔神经支配区域麻木。

4.股静脉损伤

髋关节前脱位的股骨头可直接压迫或部分挫伤股静脉导致患侧肢体深静脉栓塞,表现为患肢肿胀、疼痛,凹陷性水肿由足踝逐渐发展至近端,腓肠肌压痛明显。

5.股动脉损伤

下肢血液循环障碍,可见患肢大腿以下苍白、青紫、发凉,足背动脉及胫后动脉搏动减弱或消失。

6.内脏损伤

髋关节中心型脱位,髋臼骨碎片可随移位的股骨头进入盆腔,刺伤膀胱或直肠,常首先表现为腹膜刺激征,若同时伴有血尿、尿外渗体征,应考虑膀胱破裂。

7.创伤性关节炎

髋关节脱位并骨折常致髋关节面严重损伤,或关节内游离骨块,晚期易引起髋关节创伤性关节炎。临床上出现髋疼痛不适,骨性关节面模糊、中断、消失及硬化,关节间隙变窄或见关节内游离体。

8.股骨头坏死

髋关节脱位常引起圆韧带撕脱,关节囊广泛撕裂,上、下干骺端动脉遭不同程度的损伤,致股骨头坏死。临床上出现髋痛,股骨头内死骨形成,股骨头塌陷变形。

9.髋关节周围骨化性肌炎

多见于髋部创伤严重,髋关节脱位并骨盆、髋臼骨折及股骨上段骨折者。轻者髋关节活动时有响声,重者髋关节活动障碍。

10.下肢深静脉血栓及肺栓塞

髋部脱位并骨折患者由于局部肿胀,下肢活动受限,静脉血流多处于缓慢状态,易引起深部静脉血栓。尤其是髋关节前脱位,股骨头可压迫或挫伤股静脉,更易引起下肢静脉血栓。静脉血栓形成后最常见也最危险的并发症是肺栓塞。

四、治疗

(一)治疗原则

新鲜脱位应及早复位,一般不应超过 24 小时,以手法闭合复位为主,复位后需充分固定。合并股骨干骨折者,先整复脱位,再整复骨折;对难复性髋关节脱位或脱位并髋臼、股骨头、股骨颈骨折,应早期行手术切开复位内固定。警惕严重并发症。

(二)治疗方法

1.非手术治疗

(1)闭合复位:应在全麻、腰麻或硬外麻下进行,据不同的脱位类型选择不同的手法进行复位,或行牵引复位。

后脱位:①屈髋拔伸法(Allis 法)。患者取仰卧位,助手固定骨盆,使患肢屈髋屈膝,术者面向患者弯腰站立,跨骑于患肢上,用双前臂、肘窝扣在患肢腘窝部,沿股骨轴线方向提拉并外旋患肢,使股骨头滑入髋臼。②回旋法(Bigelow 法)。患者仰卧,助手固定骨盆,术者一手握住患肢踝部,另一手以肘窝提拉其腘窝部,在向上提拉基础上,将患髋依次做内收-内旋-极度屈曲,然后将其外展、外旋并伸直,此复位轨迹在左髋形如"?",右髋则为反"?",复位过程中若感到或听到弹响,患肢伸直后畸形消失,即已复位。③拔伸足蹬法。患者仰卧,术者双手握患肢踝部,用一足外缘蹬于坐骨结节及腹股沟内侧,手拉足蹬,身体后仰,协同用力,并将患肢旋转,即可复位。④俯卧下垂法(Stimson 法)。令患者俯卧于检查台上,患髋及下肢悬空,屈髋屈膝 90°,助手固定骨盆,术者用一手握住患者足踝部,保持屈膝 90°,然后术者亦屈膝 90°,将患者小腿置于自己膝上,另一手沿股骨干长轴向下压小腿近端,即可复位。⑤后脱位合并同侧股骨干骨折整复法。患者侧卧,健肢在下,一助手握住患肢踝部顺势牵引,另一助手以宽布带绕患肢大腿根部向外上方牵引,术者站于患者身后,以手掌向前、远侧推股骨大转子,直至股骨头移至髋臼水平,在保持牵引情况下,第三助手用手提拉膝关节,使髋关节屈曲90°，同时术者以手掌推股骨头向前即可复位。

前脱位：①屈髋拔伸法。患者仰卧，一助手固定骨盆，另一助手握住小腿近端，保持屈膝，顺原畸形方向，向外下方牵引并内旋，术者用双手环抱大腿根部，向后外方挤压，同时助手在持续牵引下内收患肢，使股骨头回纳入髋臼。②反回旋法。操作步骤与后脱位相反，先将髋关节外展、外旋、极度屈曲，然后内收、内旋、伸直患肢，此复位轨迹，左髋如反"?"，右髋则为"?"。③俯卧下垂法。令患者俯卧于检查台上，患肢下垂，助手固定骨盆，屈髋屈膝90°，术者用一手握住患者小腿持续向下牵引，同时旋转患肢即可复位。④侧牵复位法。患者仰卧，一助手以双手固定骨盆，另一助手用一宽布带绕过大腿根部内侧，向外上方牵拉，术者双手分别扶持患膝及踝部，连续屈患髋，在伸屈过程中，可慢慢内收、内旋患肢，常可听到或感到股骨头纳入髋臼的弹响，畸形消失，即可复位。⑤前脱位合并同侧股骨干骨折整复法。患者仰卧，一助手固定骨盆，另一助手握膝部，顺畸形方向牵引，在维持牵引下，第三助手以宽布带绕大腿根部向外上牵引，术者站于健侧，以手将股骨头近端向内扳拉，同时令握膝牵拉的助手内收患肢，即可复位。

中心型脱位：①拔伸扳拉法。对轻度移位者可用此法进行复位。患者仰卧，一助手固定骨盆，另一助手握患肢踝部，使足中立，髋外展约30°，在此位置下拔伸旋转；术者以双手交叉抱住股骨上端向外扳拉，至大转子处重新高起表明股骨头已从骨盆内拔出，然后行胫骨结节骨牵引，维持6～8周，重量为6～10 kg。②牵引复位法。适用于各类型脱位患者。对移位不明显者，行胫骨结节或股骨髁上骨牵引，牵引重量为3～4 kg，2～3周逐步减少牵引重量，4～5周可去掉牵引。对移位明显，且髋臼底骨折严重者，应行股骨髁上牵引，牵引重量为10～12 kg，同时在大转子部另打一前后克氏针向外牵引，牵引重量为3～4 kg，一般3天内可将股骨头牵引复位。复位后可去除侧向牵引，纵向牵引重量减至4～6 kg，维持骨牵引8～10周。

陈旧性髋关节脱位：陈旧性脱位手法复位需严格掌握适应证，做好复位前工作。①适应证：身体条件好，能耐受麻醉及整复时刺激；外伤脱位后，时间在2～3个月；肌肉韧带挛缩较轻，关节轮廓尚清晰；关节被动活动时，股骨头尚可活动；X线示骨质疏松及脱钙不明显，不合并头、臼及其他骨折，关节周围钙化或增生不严重。②术前牵引：术前先用大重量骨骼牵引，通常选用股骨髁上牵引，牵引重量为7～12 kg，抬高床尾，以加大对抗牵引力。待股骨头牵至髋臼平面，方可考虑手法复位。③松解粘连：在充分麻醉、筋肉松弛的情况下进行，一助手固定骨盆，术者持患肢膝及踝部，顺其畸形姿势，作髋关节屈、伸、收、展、内旋、外旋等运动,范围由小到大,力量由轻到重,将股骨头从粘连中松解出来。④手法复位:当粘连松解充分后可按新鲜脱位整复方法进行复位。若复位后髋不能伸直,或伸直后股骨头又脱出,可能因为髋臼为瘢痕组织填充,可反复屈伸、收展、内外旋,并可令一助手在大转子部同时挤压,使股骨头推挤、研磨髋臼内充填的瘢痕组织,从而完全进入髋臼。

(2)固定:髋关节脱位复位后,但由于部位特殊,难以通过夹板及石膏获得有效的固定作用。常需结合骨牵引或皮肤牵引固定,患肢两侧置沙袋防内、外旋。①髋关节后脱位:维持髋关节轻度外展皮肤牵引3～4周,避免行髋关节屈曲、内收、内旋活动。合并髋臼后缘骨折者,采用胫骨结节或股骨髁上牵引,牵引重量为6～12 kg,定期复查X线片,调整骨牵引重量,复位后应维持骨牵引8～12周。②髋关节前脱位:维持髋关节内旋、内收、伸直位皮肤牵引3～4周,避免外展、外旋活动。③髋关节中心型脱位:中立位牵引6～8周,待髋臼骨折愈合后方能拆除牵引。

2.手术治疗

(1)手术治疗适应证:髋关节后脱位、前脱位、中心型脱位及陈旧性脱位的手术适应证各不相同,现分述如下。

髋关节后脱位手术适应证:①软组织嵌入关节腔,手法复位失败者;②合并较大髋臼骨折,影响关节稳定者或股骨头负重区骨折者;③合并同侧股骨颈、转子间及股骨干骨折者;④伴有骨盆耻骨体骨折或耻骨联合分离者;⑤合并坐骨神经损伤需手术探查者。

髋关节前脱位手术适应证:①股骨头嵌入腰大肌或前关节囊,手法复位失败者;②合并股动脉损伤需手术探查者;③合并深静脉血栓保守治疗无效者。

髋关节中心型脱位手术适应证:①股骨头在骨盆内被骨片嵌顿难以脱出者;②髋臼穹隆部或髋臼和股骨头间存在骨碎片使股骨头无法复位者;③股骨头或穹隆有较大骨碎片,用牵引方法无法复位者;④合并有同侧股骨干骨折不能牵引治疗者。

髋关节陈旧性脱位能耐受手术者。

(2)手术方法及内固定的选择:不同的髋关节脱位的手术方法及内固定各不相同。

髋关节后脱位:一般采用髋关节后外侧切口,若合并坐骨神经损伤或髋臼骨折常用后侧切口入路。无骨折者仅需仔细从股骨头上切除或分离阻挡股骨头复位的肌肉、关节囊或韧带,扩大关节囊裂口,使股骨头复位。合并髋臼骨折Ⅱ～

Ⅴ型者,宜将骨折块复位以 1～2 枚螺钉固定或用 AO 可塑形钢板塑形后固定。若合并股骨头骨折可选用 2 枚可吸收螺钉或异体骨钉固定股骨头骨折块。合并股骨颈、转子间骨折可予加压螺钉或滑动鹅头钉(DHS)固定。

髋关节前脱位:采用髋关节前外侧切口入路。切开关节囊,在内侧充分松解游离股骨头,然后在外展、外旋牵引下,术者向外侧挤压股骨头,使其纳入髋臼,内收、内旋下肢,即可复位。复位后若外展、外旋下肢易脱位者,予一克氏针通过股骨大转子部钻入髋臼上缘作临时固定。

髋关节中心型脱位:采用髂腹股沟入路或髋关节后侧入路联合应用。前侧入路切口起自髂嵴中部,沿髂嵴向前至髂前上棘,然后沿腹股沟至耻骨联合,进入髂前窝,显露骨折部,将髋臼内板的大骨块复位予螺钉固定或用 AO 可塑形钢板塑形后固定。后侧入路切口起自髂后上棘,向外下弧形延伸至大转子部,沿大腿外侧向远端延伸,切开阔筋膜及臀肌筋膜,分开臀大肌纤维到髂胫束后部,再沿大转子外侧将臀大肌筋膜切开,显露并保护好坐骨神经,切断外旋肌肌腱,将其向内侧牵开,显露髋臼后缘、坐骨支,将臀中肌由大转子附着部切下可显露髂骨翼部下部,将骨折复位,用钢板螺钉固定。中心型脱位并髋臼骨折较碎时,可将大块骨片植入髋臼内板,用 AO 可塑形钢板螺钉固定。脱位合并股骨干骨折,可选用交锁髓内针等固定,术后维持皮肤牵引 4～6 周。

髋关节陈旧性脱位在 3～6 个月者可行手术切开复位,术前需先骨牵引 1～2 周,术中将股骨头周围及髋臼的瘢痕组织全部清除,方可复位。脱位在 6 个月以上者可考虑行截骨术来纠正畸形,恢复负重力线,改进功能。对后脱位者可行转子间外展截骨,对前脱位者可行股骨颈基底部截骨,令截骨近端与股骨干成 90°,负重力线通过股骨头与转子部之间。对高龄陈旧性脱位患者,症状不重可不予处理。

3.阶段治疗

(1)早期。①药物治疗:主证表现为患侧髋部疼痛、肿胀、畸形,甚或瘀紫,活动受限,舌淡红或有瘀点,苔薄白,脉弦或涩。治法为活血祛瘀、消肿止痛。②练功:整复后在牵引固定期间,可行股四头肌收缩及踝关节屈伸活动,有利于气血畅通,促进肿胀消退,防止肌肉萎缩,恢复软组织力学平衡。

(2)中期。①药物治疗:主证表现为患侧髋部疼痛减轻,肿胀消退,瘀紫渐散,舌淡红或有瘀点,苔薄白,脉弦滑。治法为理气活血、祛瘀续筋。②练功:维持牵引固定。继续行股四头肌收缩及踝关节屈伸活动,防止肌肉萎缩,恢复软组织力学平衡。

（3）后期。①药物治疗：主证表现为患侧髋部疼痛、肿胀、瘀紫消失，患肢无力或腰酸疲倦，舌淡红，苔薄白，脉沉无力。治法为补益肝肾、强筋活络。②练功：解除牵引后，可先在床上行屈髋屈膝及髋关节内收、外展、内旋、外旋等功能活动，以后逐步扶双拐不负重活动；3 个月后行 MRI 或 X 线检查未发现有股骨头缺血性坏死，方可下地行下蹲、行走等负重锻炼。对于中心型髋关节脱位者，床上练习可适当提早，负重活动相对延迟。

第二节　髋臼骨折

一、概述

髋臼由 3 块骨骼组成：髂骨在上，耻骨在前下，坐骨在后下，至青春期以后 3 块骨骼的体部才融合为髋臼。从临床诊治的角度出发，朱迪特（Judet）和 Letournel 将髋臼视为包含于半盆前、后两个骨柱内的一个凹窝。前柱又称髂耻柱，由髂骨前半和耻骨组成，包括髋臼前唇、前壁和部分臼顶。后柱又称髂坐柱，由髂骨的坐骨切迹前下部分和坐骨组成，包括髋臼后唇、后壁和部分臼顶。

二、病因病理

髋臼骨折多由间接暴力造成，因臀部肌肉丰富，故直接暴力造成骨折少见。由于遭受暴力时股骨的位置不同，股骨头撞击髋臼的部位亦有所不同，因而造成不同类型的髋臼骨折。当髋关节在屈曲、内收位时受力，常伤及后柱，并可发生髋关节后脱位；若在外展、外旋位时受力，可造成前柱骨折和前脱位；若暴力沿股骨颈方向传递，即可造成涉及前后柱的横形或粉碎性骨折。严重移位的髋臼骨折，股骨头大部或全部突入骨盆壁内，出现股骨头中心脱位。传达暴力的髋臼骨折，髋臼的月状软骨面和股骨头软骨均有不同程度的损伤，重者股骨头亦可发生骨折。

三、诊断

（一）病史

确切的外伤史。

（二）体征

患侧臀部或大腿根部疼痛、肿胀及皮下青紫瘀斑，髋关节活动障碍。局部有压痛,有时可在伤处摸到骨折块或触及骨擦音。

(三)并发症

若合并有髋关节脱位,后脱位者在臀部可摸到脱出的股骨头,患肢呈粘膝状;前脱位者在大腿前侧可摸到脱出的股骨头,患肢呈不粘膝状;中心型脱位者,患肢呈短缩外展畸形。

(四)X 线或 CT 检查可明确诊断

为了正确评估髋臼骨折,检查时应摄不同体位的 X 线片,以便了解骨折的准确部位和移位情况。Letounel 对髋臼骨折在 Judet 3 个角度 X 线片上的表现进行了分类。该方法包括摄患髋正位、髂骨斜位片和闭孔斜位片,它们是诊断髋臼骨折和分类的依据。

正位片显示髂耻线为前柱内缘线,前柱骨折时此线中断;髂坐线为后柱的后外缘,后柱骨折时此线中断;后唇线为臼后壁的游离缘,臼后缘或后壁骨折时后唇线中断或缺如;前唇线为臼前壁的游离缘,前缘或前壁骨折时此线中断或缺如;臼顶和臼内壁的线状影表示其完整性,臼顶线中断为臼顶骨折,说明骨折累及负重区,臼底线中断为臼中心骨折,泪滴线可用来判断髂坐线是否内移。为了显示前柱或后柱骨折,尚需摄骨盆 45°斜位片。①向患侧旋转 45°的髂骨斜位片:可清晰显示从坐骨切迹到坐骨结节的整个后柱,尤其是后柱的后外侧缘。因此,该片可以鉴别后柱骨折和后壁骨折,如为后壁骨折,髂坐线尚完整,如为后柱骨折,则该线中断或错位。②向健侧旋转 45°的闭孔斜位片:能清楚地显示自耻骨联合到髂前下棘的整个前柱,特别是前内缘和前唇。应当指出的是,骨折错位不一定在每张 X 线片上显示,但只要有一张 X 线片显示骨折,即可明确诊断。髋关节正位、髂骨和闭孔位 X 线片虽可显示髋臼损伤的全貌,但有时难以显示复杂的情况。CT 可显示骨折线的位置、骨折块移位情况、髋臼骨折的范围和粉碎程度、股骨头和臼的弧线是否吻合,以及股骨头、骨盆环和骶骨损伤,因此对于髋臼骨折的诊断和分类,CT 是 X 线片的重要补充。特别是对平片难以确定骨折类型和拟切开复位内固定治疗者,以及非手术治疗后髋臼与股骨头弧线呈非同心圆位置或髋关节不稳定者均应做 CT 检查。

四、治疗

髋臼骨折后关节软骨损伤,关节面凹凸不平,甚至失去弧度,致使股骨头与髋臼不相吻合,势必影响髋关节的活动。长期磨损则出现骨关节炎造成疼痛和功能障碍。因此,髋臼骨折的治疗原则与关节内骨折相同,即解剖复位、牢固固定和早期主动及被动活动。

（一）手法复位

适用于单纯的髋臼骨折。根据骨折的移位情况采取相应的复位手法。患者取仰卧位，一助手双手按住骨盆，术者可将移位的骨折块向髋臼部位推挤，一面推挤，一面摇晃下肢使之复位，复位后采用皮牵引固定患肢3～4周。

（二）牵引疗法

适用于髋臼内壁骨折、骨折块较小的后壁骨折及髋关节中心型骨折脱位。也可用于虽有骨折移位，但大部分髋臼，尤其是臼顶完整且与股骨头吻合，以及中度双柱骨折头臼吻合者。方法：于股骨髁上或胫骨结节行患肢纵轴牵引，必要时（如严重粉碎，有移位和中心脱位的髋臼骨折，难以实现手术复位内固定者）在股骨大转子部加用侧方骨牵引，并使这两个方面牵引的合力与股骨颈方向一致。其纵轴牵引重量为7～15 kg，侧方牵引重量为5～8 kg，1～2天摄 X 线片复查，酌情调整重量，并强调在维持牵引下早期活动髋关节。6～8 周或 8～12 周去除牵引，扶双拐下地活动并逐渐负重，直至完全承重去拐行走。

（三）手术治疗

（1）对后壁骨折片大于 3.5 cm×1.5 cm 并且与髋臼分离达 5～10 mm 者行切开复位螺钉内固定术。

（2）移位明显的髋臼前柱骨折，采用改良式 Smith-Peterson 切口或经髂腹股沟切口，显露髋臼前柱，骨折复位后用钢板或自动加压钢板内固定。

（3）对髋臼后柱和后唇骨折采用后切口。其骨折复位后用钢板或自动加压钢板内固定，其远端螺钉应旋入坐骨结节。如有移位骨折片，需行骨片间固定时，可用拉力螺钉内固定。

（四）功能锻炼

对髋臼骨折应在维持牵引下早期活动髋关节，不仅可防止关节内粘连，而且可产生关节内的研磨动作，使关节重新塑形。

第三节　股骨头骨折

股骨头骨折是指股骨头或其软骨失去完整性或连续性，多见于成人髋关节后脱位。儿童股骨头骨折罕有发生，可能与儿童股骨头的坚韧性有关。

一、诊断

(一)病史

股骨头骨折多同时伴髋关节后脱位发生,皮普金(Pipkin)认为髋关节屈曲约 60°时,大腿和髋关节处于非自然的内收或外展位,强大暴力沿股骨干轴心向上传导,迫使股骨头向坚硬的髋臼后上方移位。股骨头滑至髋臼后上缘时,股骨头被切割导致股骨头骨折并髋关节后脱位。髋关节前脱位时罕有发生股骨头骨折。

(二)症状和体征

伤后患髋疼痛,主动活动丧失,被动活动时引起剧痛。患髋呈屈曲、内收、内旋及缩短畸形;大转子向后上方移位,或于臀部触及隆起的股骨头;股骨颈骨折时下肢短缩,且有浮动感。髋关节主动屈、伸功能丧失,被动活动时髋部疼痛加重。髋关节正侧位 X 线片可证实诊断。

(三)辅助检查

X 线检查:显示髋关节脱位及骨折,股骨头脱离髋臼,或部分移位,或完全脱位。部分移位指髋臼内嵌塞股骨头骨折片,头-臼间距加大或股骨头上移。有时合并髋臼后缘、后壁、后柱骨折,X 线片均可显示,需行 CT 检查以明确诊断。

二、分型

Pipkin 将 Thompson-Epstein 髋关节后脱位第 V 型伴有股骨头骨折者,再分为 4 型,为 Pipkin 股骨头骨折分型。

(一)Ⅰ型

髋关节后脱位伴股骨头在圆韧带窝远侧的不全骨折。

(二)Ⅱ型

髋关节后脱位伴股骨头在圆韧带窝近侧的骨折。

(三)Ⅲ型

第Ⅰ或Ⅱ型骨折伴股骨颈骨折。

(四)Ⅳ型

第Ⅰ、Ⅱ或Ⅲ型骨折伴髋臼骨折。

这种分型既考虑到股骨头骨折的特点,又照顾到髋脱位、髋臼骨折的伴发损伤,对诊断、治疗和预后是有重要意义的。

临床中最多的是 PipkinⅠ型,其他各型依序减少,以Ⅳ型最少。

三、治疗

本类损伤应及时、准确地施行髋关节脱位复位术,对 PipkinⅠ、Ⅱ型股骨头骨折先试行髋关节复位,如股骨头复位后,股骨头骨折片也达到解剖复位,则宜行非手术治疗。如股骨头虽然复位,而股骨头骨折片复位不满意,一块或多块骨片嵌塞于头-臼之间,则是手术切开复位的指征。无论采用何种治疗,切不可忽视患者其他部位的损伤,如颅脑、腹腔内脏和胸腔内脏损伤及其出血、感染。应待这些损伤稳定后,再考虑患髋的手术治疗。抢救休克同时进行复位是明智的选择。

(一)非手术治疗

闭合复位牵引法。

1.适应证

Pipkin Ⅰ型、Ⅱ型。并应考虑如下条件:股骨头脱位整复后其中心应在髋臼内,与股骨头骨折片对合满意,股骨头骨片的形状,头-臼和骨片之间的复位稳定状况。

2.操作方法

同髋关节后脱位,如骨折片在髋臼内无旋转,股骨头复位后往往能和骨折片很好对合,再拍片后如已证实复位良好,则应采用胫骨结节部骨牵引,维持患肢外展 30°位置牵引 6 周,待骨折愈合后再负重行走。

(二)手术治疗

1.切开复位内固定或骨折片切除法

(1)适应证:年轻患者;股骨头虽然复位,而股骨头骨折片复位不满意;一块或多块骨片嵌塞于头-臼之间。

(2)操作方法:手术多用前方或外侧切口,以利骨折片的固定及切除。采用可吸收钉、螺钉、钢丝等内固定材料将骨折片固定,钉尾要深入到软骨下,钢丝缝合后于大转子下固定或皮外固定,穿引容易,拆除简单。如骨折片甚小,不及股骨头周径 1/4 且不在负重区,可将骨折片切除。

2.关节成形术、人工股骨头置换或人工全髋关节置换术

(1)适应证:Pipkin Ⅲ型、Ⅳ型;年老的患者;陈旧性病例;或髋关节本来就有病损,如骨性关节炎或其他软骨、软骨下骨疾病的患者。应依据骨折的类型、髋臼骨折范围和其移位等情况,选择关节成形术、人工股骨头置换或人工全髋关节置换术。

(2)操作方法:同陈旧性髋关节脱位关节成形术及股骨颈骨折人工髋关节置换术。

（三）药物治疗

1.中药治疗

按"伤科三期"辨证用药。早期瘀肿较甚,疼痛剧烈,宜活血化瘀,消肿止痛,用桃红四物汤或加三七接骨丸;中期痛减肿消,宜通经活络,活血养血,用活血灵汤或舒筋活血汤;后期宜补肝肾、壮筋骨,用特制接骨丸。局部及远端肢体虚肿宜益气通络活血,用加味益气丸,肌肉消瘦、发硬,功能障碍者,宜养血通络利关节,用养血止痛丸。

2.西药治疗

如手术治疗,术前半小时预防性应用抗生素,术后一般应用 3 天,如合并其他内科疾病给予对症药物治疗。

（四）康复治疗

功能锻炼（主动、被动）包括以下两方面。

（1）复位固定后即行股四头肌舒缩及膝、踝关节的功能活动。

（2）两周后扶双拐下床不负重活动,注意保持外展位。Pipkin Ⅲ 型、Ⅳ 型骨折可适当延缓下床活动时间。8 周后可扶双拐轻负重活动,半年后视病情扶单拐轻负重行走,1 年后弃拐进行功能锻炼,并注意定期复查。

股骨头骨折治疗的主要问题是防止骨折不愈合、股骨头缺血性坏死及创伤性骨关节炎,所以中后期的药物治疗、功能锻炼及定期复查尤为重要。一旦出现股骨头缺血性坏死征象,即应延缓负重及活动时间。

第四节　股骨颈骨折

股骨颈骨折是指由股骨头下至股骨颈基底部之间的骨折,多发生于老年人。此症临床治疗存在的主要问题是骨折不愈合及股骨头缺血性坏死。

一、诊断

（一）病史

股骨颈骨折多见于老年人,亦可见于儿童及青壮年,女性略多于男性。老年人因骨质疏松、股骨颈脆弱,即使是轻微外伤如平地滑倒,大转子部着地,或患肢突然扭转,都可引起骨折。青壮年骨折少见,若发生骨折必因遭受强大暴力,如车祸、从高处跌下等,常合并他处骨折,甚至内脏损伤。

(二)症状和体征

伤后患髋疼痛,多不能站立或行走,移位型股骨颈骨折症状明显,髋部疼痛,活动受限,患髋内收,轻度屈曲,下肢外旋、短缩。大转子上移并有叩击痛,股三角区压痛,患肢功能障碍,拒触、动;叩跟试验(阳性),骨传导音减弱。

嵌插型骨折和疲劳骨折临床症状不明显,患肢无畸形,有时患者尚可步行或骑车,易被认为软组织损伤而漏诊,如仔细检查可发现髋关节活动范围减少。对老年人伤后主诉髋部疼痛或膝部疼痛时,应详细检查并拍摄髋关节正侧位片,以排除骨折。

(三)特殊检查

Nelaton 线、Bryant 三角、Schoemaker 线等均为阳性,Kaplan 交点偏向健侧脐下。

(四)辅助检查

X 线检查可明确骨折部位、类型和移位情况。应注意的是某些线状无移位的骨折在伤后立即拍摄的 X 线片可能不显示骨折,2~3 周需再次进行 X 线检查,因骨折部发生骨质吸收,如确有骨折则骨折线可清楚显示。故临床怀疑骨折者,可申请 CT 检查或卧床休息两周后再拍片复查,以明确诊断。

二、分型

按骨折错位程度分为以下 4 型(Garden 分型)。

(一)Ⅰ型

不完全骨折。

(二)Ⅱ型

完全骨折,但无错位。

(三)Ⅲ型

骨折部分错位,股骨头向内旋转移位,颈干角变小。

(四)Ⅳ型

骨折完全错位,骨折端分离,近折端可产生旋转,远折端多向后上移位。

三、治疗

应按骨折的时间、类型、患者的年龄和全身情况等决定治疗方案。

(一)非手术治疗

(1)手法复位,经皮空心加压螺钉内固定术。①适应证:Garden Ⅱ、Ⅳ型骨折。②操作方法:新鲜移位型股骨颈骨折,可由两助手分别相向顺势拔伸牵引,然后内旋、外展伤肢复位;或屈髋屈膝拔伸牵引,然后内旋、外展、伸直伤肢进行复位;或过度屈髋屈膝拔伸牵引,然后内旋、外展、伸直伤肢复位;也可先行骨牵引快速复位,复位满意后按前述方法进行固定。

(2)皮肤牵引术。对合并有全身性疾病,不宜施行侵入方式治疗固定的股骨颈骨折,若无移位则可行皮肤牵引并穿"丁"字鞋保持下肢外展足部中立位牵引固定。

(3)较小儿童选用细克氏针固定骨折,较大儿童可用空心螺钉固定。

(二)手术治疗

1.空心加压螺钉经皮内固定

(1)适应证:Garden Ⅰ、Ⅱ型骨折。

(2)操作方法:新鲜无移位股骨颈骨折可在 G 形或 C 形臂 X 线机透视下直接行 2～3 枚空心螺钉内固定。先由助手牵引并扶持伤肢轻度外展、内旋,常规皮肤消毒、铺巾、局麻,于股骨大转子下 1 cm 及 3 cm 处经皮做 2～3 个长约 1 cm 的切口,沿股骨颈方向钻入 2～3 枚导针经折端至股骨头内,正轴位透视见骨折无明显移位,导针位置良好,选择长短合适的 2～3 枚空心加压螺钉套入导针钻入股骨头至软骨面下 5 mm 处,退出导针,再次正轴位透视见骨折复位及空心加压螺钉位置良好,固定稳定,小切口缝 1 针,无菌包扎,将患肢置于外展中立位。1 周后可下床不负重进行功能锻炼。

2.空心加压螺钉内固定

(1)适应证:闭合复位失败或复位不良的各种移位型骨折。

(2)操作方法:取髋外侧切口,显露骨折端使骨折达到解剖复位或轻微过度复位,空心加压螺钉内固定技术同上述。

3.滑移式钉板内固定

(1)适应证:股骨颈基底部骨折闭合复位失败者或股骨上端外侧皮质粉碎者。

(2)操作方法:取髋外侧切口,加压髋螺钉应沿股骨颈中轴线或偏下置入,侧方钢板螺钉应在 3 枚以上,为防止股骨颈骨折旋转畸形,可附加 1 枚螺钉通过股骨颈固定至股骨头内。

4.内固定并植骨术

(1)适应证:陈旧性股骨颈骨折不愈合,或兼有股骨头缺血性坏死但无明显变形者,或青壮年股骨颈骨折移位明显者。

（2）操作方法：可先行股骨髁上牵引，待骨折端牵开后，行手法复位空心加压螺钉经皮内固定（亦可手术时再行复位内固定），再视病情行带旋髂深动脉蒂、缝匠肌蒂髂骨瓣或带股方肌蒂骨瓣等转位移植术。

5.截骨术

（1）适应证：陈旧性股骨颈骨折不愈合或畸形愈合，可采用截骨术以改善功能。

（2）操作方法：股骨转子间内移截骨术（麦氏）、孟氏截骨术、股骨转子下外展截骨术、贝氏手术等。但必须严格掌握适应证，权衡考虑。

6.人工髋关节置换术

（1）适应证：主要适用于60岁以上的陈旧性股骨颈骨折不愈合，内固定失败或恶性肿瘤、骨折移位显著不能得到满意复位和稳定内固定者，有精神疾病或精神损伤者及股骨头缺血性坏死等均可行人工髋关节置换术。

（2）操作方法：全身麻醉或硬膜外阻滞麻醉。手术入路可采用髋部前外侧入路（S-P入路）、外侧入路、后外侧入路等，根据手术入路不同采用相应的体位。对老年患者应时刻把保护生命放在第一位，要细心观察，防治合并症及并发症。

（三）药物治疗

1.中药治疗

按"伤科三期"辨证用药。早期瘀肿较甚，疼痛剧烈，宜活血化瘀，消肿止痛，用桃红四物汤加减；中期痛减肿消，宜通经活络，活血养血，用活血灵汤或舒筋活血汤；后期宜补肝肾，壮筋骨，用三七接骨丸。局部及远端肢体虚肿宜益气通络活血，用加味益气丸，肌肉消瘦、发硬、功能障碍者，宜养血通络利关节，用养血止痛丸。

2.西药治疗

如手术治疗，术前半小时预防性应用抗生素，术后一般应用3天。合并其他内科疾病应给予对症药物治疗。

（四）康复治疗

功能锻炼（主动、被动）主要包括以下3个方面。

（1）复位固定后即行股四头肌舒缩及膝、踝关节的功能活动。

（2）1周后扶双拐下床不负重活动，注意保持外展位。Garden Ⅱ、Ⅳ型骨折可适当延缓下床活动时间。8周后可扶双拐轻负重活动，半年后视病情扶单拐轻负重行走，1年后弃拐进行功能锻炼，并注意定期复查。

（3）股骨颈骨折治疗的主要问题是骨折不愈合及股骨头缺血性坏死，所以中、后期的药物治疗及定期复查尤为重要。要嘱咐患者不侧卧、不盘腿、不内收伤肢。一旦出现股骨头缺血性坏死的征象，即应延缓负重及活动时间。

第五节　股骨转子间骨折

股骨转子间骨折又称股骨粗隆间骨折，是指由股骨颈基底部至小转子水平以上部位所发生的骨折。它是老年人常见的损伤，约占全身骨折的3.57%，患者年龄较股骨颈骨折患者大5～6岁，青少年极罕见，男多于女，约为1.5∶1。由于股骨转子部的结构主要是松质骨，周围有丰富的肌肉包绕，局部血运丰富，骨的营养较股骨头优越得多。解剖学上的有利因素为股骨转子间骨折的治疗创造了有利条件。因此，多可通过非手术治疗而获得骨性愈合。骨折不愈合及股骨头缺血性坏死很少发生，故其预后远较股骨颈骨折为佳。临床上大多数患者可通过手术治疗获得良好的预后。但整复不良或负重过早常会造成畸形愈合，较常见的后遗症为髋内翻，还可出现下肢外旋、短缩畸形。另外长期卧床易出现压疮、尿路感染、坠积性肺炎等并发症。

一、病因病理与分类

（一）病因病理损伤原因及机制

与股骨颈骨折相似，多发生于老年人，属关节囊外骨折。因该处骨质疏松，老年人内分泌失调，骨质脆弱，遭受轻微的外力如下肢突然扭转、跌落或转子部遭受直接暴力冲击，均可造成骨折，骨折多为粉碎性。

（二）骨折分类

根据骨折部位、骨折线的形状及方向将股骨转子间骨折分为顺转子间骨折、逆转子间骨折。

1.顺转子间骨折

骨折线自大转子顶点的上方或稍下方开始，斜向内下方走行，到达小转子上方或稍下方。骨折线走向大致与转子间线或转子间嵴平行。依暴力方向及程度，小转子可保持完整或成为游离骨片。由于向前成角和内翻应力的复合挤压，可使小转子成为游离骨片而并非髂腰肌收缩牵拉造成。即使小转子成为游离骨片，股骨上端内侧的骨支柱仍保持完整，支撑作用仍较好，移位一般不多，髋内翻不严重。远端则可因下肢重量及股部外旋肌作用而外旋。若暴力较大,骨质过于脆弱,可致骨折片粉碎。此时,小转子变成游离骨片,大转子及内侧支柱亦破碎。远端明显上升,髋内翻明显,患肢外旋。其中顺转子间骨折Ⅰ型和Ⅱ型属稳定性骨折,其他为不稳定性骨折,易发生髋内翻畸形。

按 Evan 标准分为 4 型。①Ⅰ型:顺转子间骨折,无骨折移位,为稳定性骨折。②Ⅱ型:骨折线至小转子上缘,该处骨皮质可压陷或否,骨折移位呈内翻位。③ⅢA型:小转子骨折变为游离骨片,转子间骨折移位,内翻畸形;ⅢB型:转子间骨折加大转子骨折,成为单独骨块。④Ⅳ型:除转子间骨折外,大小转子各成为单独骨块,亦可为粉碎性骨折。

2.逆转子间骨折

骨折线自大转子下方,斜向内上方走行,到达小转子上方。骨折线的走向大致与转子间嵴或转子间线垂直,与转子间移位截骨术的方向基本相同。小转子可能成为游离骨片。骨折移位时,近端因外展肌和外旋肌群收缩而外展、外旋;远端因内收肌、髂腰肌牵引而向内、向上移位。

根据骨折后的稳定程度 AO 的 Mtiller 分类法将转子间骨折分为 3 种类型。①A1 型:简单的两部分骨折,内侧骨皮质仍有良好的支撑。②A2 型:粉碎性骨折,内侧和后方骨皮质在数个平面上破裂,但外侧骨皮质保持完好。③A3 型:外侧骨皮质也有破裂。

二、临床表现与诊断

患者多为老年人,青壮年少见,儿童更为罕见。有明确的外伤史,如突然扭转、跌倒致臀部着地等。伤后髋部疼痛,拒绝活动患肢,患者不能站立和行走。局部可出现肿胀、皮下瘀斑。骨折移位明显者,下肢可出现短缩,髋关节短缩、内收、外旋畸形明显,检查可见患侧大转子上移。无移位骨折或嵌插骨折者,虽然上述症状较轻,但大转子叩击和纵向叩击足跟部可引起髋部剧烈疼痛。一般来说,股骨转子间骨折和股骨颈骨折的受伤姿势、临床表现及全身并发症大致相同。转子间骨折因局部血运丰富,所以一般较股骨颈骨折肿胀明显。前者压痛点在大转子部位,愈合较容易而常遗留髋内翻畸形;后者压痛点在腹股沟韧带中点下方,囊内骨折愈合较难。髋关节正侧位 X 线片可以明确骨折类型和移位情况,并有助于与股骨颈骨折相鉴别,以及对骨折的治疗起着指导作用。

骨折后,常出现神色憔悴,面色苍白,倦怠懒言,胃纳呆滞诸症。津液亏损、气血虚弱者还可见舌质淡白,脉细弱。中气不足,无水行舟,可出现大便秘结。长期卧床还可出现压疮、尿路感染、凝结物、坠积性肺炎等并发症。老年患者易感染发热，有时体温不一定很高，可仅出现低热，临床宜加警惕。

三、治疗

股骨转子间骨折的治疗方法很多，且效果不一。骨折的治疗目的是防止髋内翻畸形，降低死亡率。据国外报道，转子间骨折的死亡率为 10%～20%。常见的死亡原因有支气管肺炎、心力衰竭、脑血管意外及肺梗死等。具体选择何种治疗方法，应根据患者的年龄、骨折的时间、骨折的类型及全身情况决定，还要充分考虑患者及家属的意见、对日后功能的要求、经济承受能力、医疗条件、医师的手术技术和治疗经验等进行综合分析后采取切实可行的治疗措施。在积极地进行骨折局部治疗的同时，还应注意防治患者伤前病变或治疗过程中可能发生的危及生命的并发症，如压疮、尿路感染、坠积性肺炎等。争取做到既保证生命安全，又能使肢体的功能获得满意的恢复。

（一）非手术治疗

1.无移位股骨转子间骨折

此类骨折无须复位，可让患者卧床休息。在卧床期间，为了防止骨折移位，患肢要保持外展 30°～40°，稍内旋或中立位固定，避免外旋。为了防止外旋，患足可穿"丁"字鞋，也可用外展长木板固定（上至腋下 7～8 肋间，下至足底水平），在伤肢外侧用绷带包扎固定或用前后石膏托固定，保持患肢外展 30°中立位。固定期间最好卧于带漏洞的木板床上，以便大小便时不必移动患者；臀部垫气圈或泡沫海绵垫，保持床上清洁、干燥，以防骶尾部受压，形成压疮；如需要翻身时，应保持患肢体位，防止下肢旋转致骨折移位。应加强全身锻炼，进行深呼吸，叩击后背咳嗽排痰，以防坠积性肺炎的发生；同时应积极进行患肢股四头肌舒缩锻炼、踝关节和足趾屈伸活动，以防止肌肉萎缩和关节僵直的发生。骨折固定时间为 8～12 周。骨折固定 6 周后，可行 X 线片检查，观察骨生长情况，若骨痂生长良好，可在双拐保护下不负重下地行走；若骨已愈合，可解除固定；若未完全愈合，可继续固定 3～5 周，行 X 线片检查至骨折坚固愈合。如果骨折无移位，并已连接，可扶拐下地活动，至于弃拐负重行走约需半年或更长时间。

2.牵引疗法

牵引疗法适用于所有类型的转子间骨折。由于死亡率和髋内翻发生率较高，国外已很少采用，但在国内仍为常用的治疗方法。具体治疗应根据患者的骨折类型及全身情况，以及是否耐受长时间的牵引和卧床。一般选用 Russell 牵引，可用股骨髁上穿针或胫骨结节穿针，肢体安置在托马式架或勃朗式架上。对不稳定骨折牵引时注意牵引重量要足够，约占体重的 1/7，否则不足以克服髋内翻畸形。持续牵引过程中,髋内翻纠正后也不可减重太多,以防止髋内翻的再发。另外,牵引应维持足够的时间,一般为8～12周,对不稳定者,可适当延长牵引时间。待骨痂生长良好,骨折处稳定后,练习膝关节功能,嘱患者离床,在外展夹板保护下扶双拐不负重行走,直到X线片显示骨折愈合,再开始患肢负重。骨折愈合坚实后去除牵引,才有可能防止髋内翻的再发。牵引期间应加强护理,防止发生肺炎及压疮等并发症。据报道,股骨转子间骨折牵引治疗,髋内翻发生率可达到40%～50%。

3.闭合穿针内固定

闭合穿针内固定适用于无移位或轻度移位的骨折。采用局部麻醉,在C形臂X线透视下,对移位骨折先进行复位,于转子下2.5 cm处经皮以斯氏针打入股骨颈,针的顶端在股骨头软骨下0.5 cm处,一般用3枚或多枚固定针,最下面固定针需经过股骨矩,至股骨颈压力骨小梁中。固定针应呈等边三角形或菱形在骨内分布,使固定更坚强。固定完成后,针尾预弯埋于皮下。在C形臂X线透视下行髋关节轻微屈曲活动,观察断端有无活动。术后患肢足部穿"丁"字鞋,保持外展30°中立位。术后患者卧床3天后可坐起,固定8～12周行X线片检查,若骨折愈合,可扶双拐不负重行走,练习膝关节功能。

近年来越来越多的人主张在条件许可的情况下,为了防止骨折再移位,避免长期卧床与牵引,应早期使用经皮空心钉内固定。但也不能一概而论,应视具体情况而定,因内固定本身是一种创伤,且还需再次手术取出。

(二)切开复位内固定

手术治疗的目的是要达到骨折端坚固和稳定的固定。骨折的坚固内固定和患者的早期活动被认为是标准的治疗方法。所以治疗前首先应通过X线片来分析骨折的稳定情况,以及复位后能否恢复内侧和后侧皮质骨的完整性。同时应了解患者的骨骼情况,选择合适的内固定器械,达到骨折的坚固和稳定固定的目的。转子间骨折常用的内固定物有两大类:带侧板的滑动加压髋螺钉和髓内固定系统。如 Jewett 钉、DHS 或 Richard 钉、Gamma 钉、Ender 钉、Küntscher钉等。

1.滑动加压髋螺钉内固定系统

滑动加压髋螺钉内固定系统在20世纪70年代开始应用于一些转子间骨折的加压固定。此类装置由固定钉与一带柄的套筒两部分组成,固定钉可在套筒内滑动,以保持骨折端的紧密接触并得到良好稳定的固定。术后早期负重可使骨折端更紧密地嵌插,有利于骨折得以正常愈合。对稳定性骨折,解剖复位者,用 130°钉板；对不稳定性骨折，外翻复位者，用 150°钉板。常用的有带侧板的滑动加压髋螺钉固定。在 Richard 加压髋螺钉操作时，应首先选择进针点于转子下 2 cm 处，一般在小转子尖水平进入，于股骨外侧皮质中线放置合适的角度固定导向器，打入 3.2 mm 螺纹导针至股骨头下 0.5～1.0 cm 内，C 形臂 X 线正侧位透视检查，确认导针位于股骨颈中心且平行于股骨颈，并位于与软骨下骨的交叉点上。测量螺钉长度后，沿导针方向行股骨扩孔、攻丝，拧入拉力螺钉，将远端的套筒钢板插入滑动加压螺钉钉尾，然后以螺钉固定远端钢板。固定完毕后行髋关节屈伸、旋转活动，检查固定牢固，逐层缝合切口。术后患者卧床 3 天后可坐起，2 周后可在床上或扶拐不负重行膝关节功能练习。固定 8～12 周，行 X 线片检查，若骨折愈合良好，可除拐负重走，进行髋、膝关节功能锻炼。

2.髓内针固定系统

髓内针固定在理论上讲与切开复位比较有以下优点：手术操作范围小，骨折端无须暴露，手术时间短，出血量少。目前有两种髓内针固定系统用于转子间骨折的固定，即髁-头针和头-髓针。

(1)头-髓针固定：包括 Gamma 钉、髋髓内钉、Russell-Taylor 重建钉等。Gamma 钉即带锁髓内钉。在股骨颈处斜穿 1 枚粗螺纹钉，并带有滑动槽。该钉从生物力学角度出发穿过髓腔。与侧钢板不同，它的力臂较侧钢板短，因此在转子内侧能承受较大的应力，以达到早期复位的目的。术中应显露骨折部和大转子顶点的梨状肌窝，以开口器在梨状肌窝开孔并扩大髓腔，将髓内棒插入股骨髓腔，在股骨外侧骨皮质钻孔，以髓内棒颈螺钉固定至股骨头下，使骨折断端加压，然后固定远端螺钉，其远端横穿螺钉，能较好地防止旋转移位。该法适用于逆转子间骨折或转子下骨折。

(2)髁-头针固定：如 Küntscher 钉、Ender 钉和 Harris 钉。Ender 钉的髓内固定方法于 20 世纪 70 年代在美国广泛应用。Ender 钉即多根细髓内钉。该钉具有一定的弹性和弧度，自内收肌结节上方进入，在 C 形臂 X 线透视检查下，将钉送至股骨头关节软骨下 0.5 cm 处，通过旋转改变钉的位置，使各钉在股骨头内分散。由于钉在股骨头颈部的走行方向与抗张力骨小梁一致，从而抵消了造成内翻的应力，3～5 枚钉在股骨头内分散，有利于控制旋转。原则上，除非髓腔特别窄，转子间骨折患者最少应打入 3～4 枚 Ender 钉；对于不稳定的转子间骨折且髓腔特别宽大时，可打入 4～5 枚使之尽可能充满髓腔。其优点：①手术时间短，创伤小，出血量少；②患者术后几天内可恢复行走状态；③骨折部位和进针点感染机会少；④迟缓愈合和不愈合少。主要缺点：控制旋转不绝对可靠，膝部针尾外露过长或向外滑动,可引起疼痛和活动受限。

3.加压螺钉内固定

加压螺钉内固定适用于顺转子间移位骨折。往往在临床应用中需采用长松质骨螺钉固定,以控制断端的旋转。术后患肢必须行长腿石膏固定,保持外展30°中立位,以防骨折移位,造成髋关节内翻。待骨折完全愈合后,才可负重进行功能锻炼。固定期间应行股四头肌舒缩锻炼,防止肌肉萎缩,有利于关节功能恢复。现此种方法在临床上已很少应用。

4.人工关节置换

股骨转子间骨折的人工关节置换在临床上并未广泛应用。术前应根据检查的结果对患者心、脑、肺、肝、肾等重要器官的功能进行评估,做好疾病的宣教;向患者和家属说明疾病治疗方法的选择,手术的目的、必要性、大致过程及预后情况;对高危人群应说明有多种并发症出现的可能及其后果,以及伤前病变术前治疗的必要性和重要性,使患者主动地配合治疗。在老年不稳定性转子间骨折,同时存在骨质疏松时,可考虑行人工关节置换。但对运动要求不高且预计寿命不长的老年患者,这一手术没有必要,对转子间骨折不愈合或固定失败的患者是一种有效的方法。有学者在严格选择适应证的情况下,对部分股骨转子间骨折患者行骨水泥人工股骨头置换术,取得了良好的效果,使老年患者更早、更快地恢复行走功能,减少了并发症的发生。

(三)围手术期的处理

股骨转子间骨折与股骨颈骨折都多见于老年人,且年龄更大。治疗方法多以手术为主,做好围手术期的处理,积极治疗伤前病变,提高手术的安全性,注重术后处理以减少并发症,在本病的治疗中占有十分重要的位置。

(四)中药治疗

股骨转子间骨折多发生于老年人,应时时把保全生命放在第一位,要细心观察,既要看到局部病变,更要细察全身的整体情况,把防止并发症的发生放在重要的位置。运用中药治疗,正确处理扶正与祛邪的关系,以维持机体的动态平衡。下面介绍股骨转子间骨折临床上常见的几种证型的辨证用药。

1.瘀阻经脉证

损伤早期或手术后,血脉受损,瘀血滞留于经脉,使经脉受阻,导致患肢局部肿胀、疼痛、压痛明显,腿部肌肉有紧张感。舌质暗红,苔薄,脉弦涩。治宜活血通脉法,利水消肿,方用桃红四物汤加云苓、泽泻、田七、三七、丹参、乳香、没药、枳壳、牛膝等。中成药可选用复方丹参片、三七片、三七胶囊等。临床上常在髋关节术后常规给予丹参注射液 10～30 mL 静脉滴注 1 周左右,用于肢体肿胀的消退和防治下肢深静脉血栓形成。

2.气虚血瘀证

老年人素体虚弱,骨折后,证见精神萎靡,面色无华,头晕目眩,四肢萎软无力;或伤后日久,瘀肿不消。舌淡,脉细无力。治宜益气活血并用,方用补阳还五汤加减。若证见有气虚欲绝之势,宜补气与助阳并用,补气助阳药物有黄芪、人参、白术、附子、甘草等。股骨转子间骨折早期瘀血多较严重,患者常有年老体衰、气血虚弱等证,故老年人骨折早期在活血化瘀的同时,采用益气活血法治之。

3.腑气不通证

骨折后长期卧床,肠道传导功能失常,大便秘结,努挣难下,若见面色无华,时觉头眩心悸。舌淡胖嫩,脉细涩。治宜养血润肠,方用润肠丸。若身体壮实者,可用番泻叶 10 g,开水浸泡,带茶饮服,便通为止。

4.肝肾不足证

年老体弱、肝肾亏损的患者,或骨折后期,筋骨虽续,但肝肾已虚,骨折愈合迟缓,骨质疏松,筋骨萎软,肢体功能未恢复者,治宜补益肝肾法。常用方剂有壮筋养血汤、生血补髓汤、六味地黄丸、金匮肾气丸、健步虎潜丸等。

5.瘀阻化火证

股骨转子间骨折,卧床不起,又复感外邪,火毒内攻,热邪蓄结,壅聚成毒,暴发喘促气急,气粗息高,发热恶寒,咳嗽痰黄黏稠,不易咳出,大便秘结,小便黄。舌红苔黄而干,脉洪数。治宜祛瘀化痰,清热凉血,方用清金化痰汤加减,可起到热去诸症皆除之功效。因肺与大肠相表里,有腑实不通者,可送服牛黄承气丸以助通腑泄热、清肺降火。

四、并发症

(一)压疮

股骨转子间骨折的患者往往需要长时间卧床,若护理不周,可在骨骼突出部位发生压疮。这是由于局部受压,组织因血液供应障碍导致坏死,溃疡形成,经久不愈,有时还能发生感染,引起败血症。对此,应加强护理,以预防为主。对压疮好发部位,如骶尾部、踝部、跟骨、腓骨头等骨突部位应保持清洁、干燥,定时翻身,进行局部按摩,并注意在骨突出部加放棉垫、气圈等。对已发生的压疮,除了按时换药、清除脓液和坏死组织外,还应给予全身抗生素治疗及支持疗法或投以清热解毒、托毒生肌中药。

（二）坠积性肺炎

坠积性肺炎是老年患者长期卧床或牵引、石膏固定常见的并发症。由于长期卧床，肺功能减弱，痰涎积聚，咳痰困难，易引起呼吸道感染，有的因之危及生命。对此，对长期卧床的患者，应鼓励其多做深呼吸及鼓励咳嗽排痰，并在不影响患肢的固定下加强患肢的功能活动，以便及早离床活动。

（三）髋内翻

多因股骨转子间骨折复位不良、内侧皮质对位欠佳或未嵌插、内固定不牢所致。髋内翻发生后患者行走呈跛行步态，双侧者呈鸭行步态，类似双侧髋关节脱位。查体见患者肢体短缩，大转子突出，外展、内旋明显受限。单侧 Allis 征阳性，Trendelenburg 征阳性。X 线表现：骨盆正位片可见患侧股骨颈干角变小，股骨大转子升高，其多由肌肉的牵引及重力压迫所致。

治疗上保守治疗效果不佳。对轻的髋内翻，不影响行动者可不处理，小于120°的内翻，早期发现应做牵引矫正，年轻者应行手术矫正。根据股骨近端的正侧位 X 线平片计算各个矫正角度，制订术前计划，外翻截骨应恢复生物力学平衡；但在另一方面，要根据髋关节现有功能，限定矫正的度数，以免发生外展挛缩。手术方法有许多，常用的有两种。①关节囊外股骨转子间截骨：术前在侧位 X 线片上测量患侧股骨头骨骺线与股骨干轴线形成的头-干角，并与正常侧对照；在蛙式位上测量股骨头-干角，确定其后倾角度，也与正常侧对照。两者之差，可作为确定术中楔形截骨块大小的依据。术中用片状接骨板或螺钉接骨板内固定，术后可扶拐部分负重 6～8 周，然后允许完全负重。②转子间或转子下截骨：该手术在股骨干及关节囊以外进行。不仅可以间接矫正颈之畸形，而且不影响股骨头的血液供应。通过手术将股骨头同心性地置于髋臼内，恢复股骨头对骨干轴线的功能位置。中度及重度滑脱时，股骨头在臼内后倾及向内倾斜，引起内旋、内收、外旋及过伸畸形。为同时矫正这 3 种成分的畸形，可用三维截骨术，即远段外展、内收及屈曲，通常需要切除楔形小骨块，构成三维截骨的两个角性成分，再矫正旋转的角度，矫正后用钉板固定。切除的骨块咬成碎块充填于截骨区周围有助于新骨形成。从生物力学观点，它可有足够强度内固定，可减少术后固定，但术后最好仍用石膏固定，直至愈合。不论用什么方法，畸形都有可能复发，故要经常随访复查。

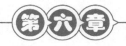

膝部及小腿损伤

第一节　膝关节脱位

膝关节为屈戍关节,由股骨下端及胫骨上端构成,两骨之间有半月软骨衬垫,向外有约 15°的外翻角。膝关节的主要功能是负重和屈伸运动,在屈曲位时,有轻度的骨外旋及内收、外展活动。膝关节的稳定主要依靠周围的韧带维持。内侧副韧带和股四头肌对稳定膝关节有很好的作用。膝关节因其结构复杂坚固、关节接触面较宽,因此在一般外力下很难使其脱位,其发生率仅占全身关节脱位的 0.6%。如因强大的外力而造成脱位,则必然会有韧带损伤,而且可发生骨折,乃至神经、血管损伤。合并腘动脉损伤时,如诊治不当,则有导致下肢截肢的危险。根据其脱位的方向,可分为膝关节前脱位、膝关节后脱位、膝关节内脱位、膝关节外脱位。

一、膝关节前脱位

(一)病因与发病机制

暴力来自前方,直接作用于股骨下段,使膝关节过伸,股骨髁的关节面沿胫骨平台向后急骤旋转移位,突破后侧关节囊,而使胫骨脱位于前方,形成膝关节前脱位。

(二)诊断

1.临床表现

膝关节肿胀严重,疼痛,功能障碍,前后径增大,髌骨下陷,膝关节处微屈曲位,畸形,弹性固定,触摸髌骨处有空虚感,腘窝部丰满,并可触及股骨髁突起于后侧,髌腱两侧可触及向前移位的胫骨平台前缘。X线检查:侧位片见胫骨脱位

于股骨前方。（图 6-1）

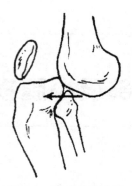

图 6-1　膝关节前脱位

2.诊断依据

依据外伤史、典型临床表现，结合 X 线检查，可以确诊。要了解是否合并有撕脱骨折，检查远端动脉搏动情况，以判断腘窝血管是否受伤。同时需要检查足踝运动和感觉情况，判断是否合并神经损伤。

（三）治疗

1.手法复位外固定

一般采用手法整复外固定。方法：患者仰卧，一助手环抱大腿上段，一助手牵足踝上下牵引。术者站患侧，一手托股骨下段向上，即可复位。（图 6-2）或术者两手四指托腘窝向前，两拇指按胫骨向后亦可复位。当脱位整复后，助手放松牵引，术者一手持膝，一手持足，将膝关节屈曲，再伸直至 15°左右，然后从膝关节前方两侧仔细检查关节是否完全吻合，检查胫前、后动脉搏动情况，检查足踝运动和感觉情况等。

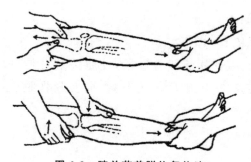

图 6-2　膝关节前脱位复位法

复位后，用长直角夹板或石膏托将患膝固定于 10°～20°伸展中立位，股骨远端后侧加垫，3 周后开始做膝关节主动屈曲、股四头肌自主收缩锻炼，4 周后解除外固定,可下床活动。

2.药物治疗

初期内服活血化瘀、通络消肿中药,药用接骨七厘片、筋骨痛消丸或活血疏肝汤加川木瓜、川牛膝;继服通经活络舒筋中药,方用丹栀逍遥散加独活、续断、木瓜、牛膝、丝瓜络、桑寄生。若有神经损伤症状加全蝎、白芷;后期内服仙灵骨葆胶囊或补肾壮筋汤加续断、五加皮,以强壮筋骨。神经损伤后期宜益气通络、祛风壮筋,方用黄芪桂枝五物汤加续断、五加皮、桑寄生、牛膝、全蝎、僵蚕、制马前子等。

3.手术疗法

膝关节前脱位最易造成血管损伤,合并有腘动脉损伤者应立即进行手术探查。如果关节囊撕裂,韧带断裂嵌夹于关节间隙,或因股骨髁套锁于撕裂的关节囊裂孔而妨碍复位时,也应手术切开复位,修复损伤的韧带。合并髁部骨折者也应及时手术撬起塌陷的髁部,并以螺栓、拉力螺钉或特制的"T"形钢板固定,否则骨性结构紊乱带来的不稳定将在后期给患者造成很大困难。

二、膝关节后脱位

(一)病因与发病机制

多是因直接暴力从前方而来,作用于胫骨上端,使膝关节过伸,胫骨平台向后脱出,形成膝关节后脱位。

(二)诊断

1.临床表现

膝关节肿胀严重,疼痛剧烈,功能障碍。膝关节前后径增大,似过伸位,胫骨上端下陷,皮肤有皱褶,畸形明显,呈弹性固定,触摸髌骨处有空虚感,腘窝处可触及胫骨平台向后突起,髌腱两侧能触到向前突起的股骨髁。X线检查:侧位片可见胫骨脱于股骨后方。(图6-3)

2.诊断依据

依据外伤史、典型症状、畸形,一般即可确定诊断。但需拍X线片,诊查是否合并撕脱骨折。另外要检查胫前、后动脉搏动情况,判断腘窝血管是否受伤。还要检查足踝的主动运动和感觉情况,判断神经是否损伤。

(三)治疗

常采用手法整复外固定,方法是患者仰卧,一助手牵大腿部,一助手牵患肢踝部,上下牵引。术者站于患侧,一手托胫骨上段向前,一手按股骨下段向后,即可复位。(图6-4)

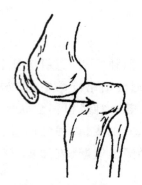

图 6-3　膝关节后脱位

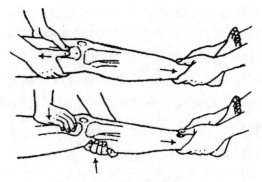

图 6-4　膝关节后脱位复位法

复位后,用长直角夹板或石膏托固定。在胫骨上面后侧加垫,将膝关节固定在 15°左右的伸展中立位。3 周后开始做屈伸主动锻炼活动和股四头肌自主收缩活动。4 周后解除固定,下床锻炼。本病固定应特别注意慢性继发性半脱位,因患者不自觉地抬腿,股骨必然向前,加上胫骨的重力下垂,常常形成胫骨平台向后继发性脱位。必要时可改用膝关节屈曲位固定。3 周后开始膝关节伸展锻炼。

对合并有血管、神经损伤及骨折的患者,处理同膝关节前脱位。

三、膝关节侧方脱位

(一)病因与发病机制

直接暴力作用于膝关节侧方,或间接暴力传导至膝关节,致使膝关节过度外翻或内翻,造成膝关节侧方脱位。单纯侧方脱位少见,多合并对侧胫骨平台骨折,骨折近端和股骨的关系基本正常。

(二)诊断

膝关节侧方脱位因筋伤严重,肿胀甚剧,局部青紫瘀斑,功能丧失,压痛明显,有明显的侧方异常活动。在膝关节侧方能触到脱出的胫骨平台侧缘。若有神经损伤,常见足踝不能主动背伸,小腿下段外侧皮肤麻木。

依据明显的外伤史、典型的症状和畸形,即可确诊。结合 X 线检查,能明确脱位情况及是否合并骨折。应注意神经损伤与否。(图 6-5)

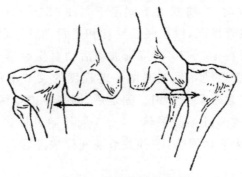

图 6-5　膝关节侧方脱位

(三)治疗

1.手法整复外固定

常采用手法整复外固定。方法:患者取仰卧位,一助手固定股骨,一助手牵引足踝,若膝关节外脱位,术者一手扳股骨下端向外,并使膝关节呈内翻位,即可复位。(图 6-6)

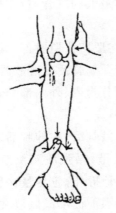
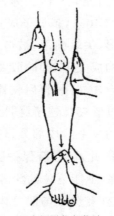

A.外侧脱位复位法　　B.内侧脱位复位法

图 6-6　手法整复复位

复位后,用长直角夹板或石膏托将肢体固定在伸展中立位,膝关节稍屈曲,脱出的部位和上下端相应的位置加棉垫,形成三点加压,将膝关节置于与外力相反的内翻与外翻位,即内侧脱位固定在内翻位,外侧脱位固定在外翻位。一般固定 4～6 周,解除夹板,开始功能锻炼。

2.药物治疗

同膝关节前脱位。

3.功能锻炼

膝关节脱位复位后,应将膝关节固定于屈曲 15°～30°位,减少对神经、血管的牵拉。密切观察血管情况,触摸胫后动脉和足背动脉。足部虽温暖但无脉,则标志血供不足。术后在 40°～70°的持续被动活动对伤后早期恢复活动是有帮助的,但应注意防止过度运动在后期遗留一定程度的关节不稳。股四头肌的训练对膝关节动力性稳定起着重大作用。固定后,即指导患者做股四头肌收缩锻炼。肿胀消减后,做带固定仰卧抬腿锻炼。4～8 周解除外固定后,先开始做膝关节的自主屈曲,然后下床活动锻炼,按膝关节功能疗法处理。

第二节　髌　骨　骨　折

髌骨古称连骸骨,俗称膝盖骨、镜面骨。《黄帝内经·素问·骨空论》云:"膝解为骸关,侠膝之骨为连骸。"髌骨为人体最大的籽骨,位于膝关节之前。髌骨骨折占全部骨折损伤的 10％,多见于成年人。

髌骨略呈三角形,尖端向下,被包埋在股四头肌腱部,其后方是软骨面,与股骨两髁之间软骨面构成关节,即髌股关节。髌骨后方之软骨面有条纵嵴,与股骨髁滑车的凹陷相适应,并将髌骨后软骨面分为内、外两部分,内侧者较厚,外侧者扁宽。髌骨下端通过髌韧带连于胫骨结节。

髌骨是膝关节的一个组成部分,切除髌骨后,在伸膝活动中可使股四头肌肌力减少 30％左右。因此,髌骨有保护膝关节、增强股四头肌肌力、伸直膝关节最后 10°～15°的作用,除不能复位的粉碎性骨折外,应尽量保留髌骨。髌骨后面是完整的关节面,其内外侧分别与股骨内外髁前面形成髌股关节,在治疗中应尽量使关节面恢复平整,减少髌股关节炎的发生。横断骨折有移位者,均有股四头肌腱扩张部断裂,致使股四头肌失去正常伸膝功能,治疗髌骨骨折时,应修复肌腱扩张部的连续性。

一、病因

骨折病因为直接暴力和肌肉强力收缩所致。直接暴力多因外力直接打击在髌骨上,如撞伤、踢伤等,骨折多为粉碎性,其髌前腱膜及髌骨两侧腱膜和关节囊多保持完好,骨折移位较小,亦可为横断骨折、边缘骨折或纵形劈裂骨折。肌肉强力收缩者,多由于股四头肌猛力收缩形成牵拉性损伤,如突然滑倒时,膝关节处于半屈曲位,股四头肌骤然收缩,牵拉髌骨向上,髌韧带则固定于髌骨下部,而股骨髁部向前顶压髌骨形成支点,3种力量同时作用造成髌骨骨折。肌肉强力收缩多造成髌骨横断骨折,上下骨块有不同程度的分离移位,髌前筋膜及两侧扩张部撕裂严重。

二、诊断要点

有明显外伤史,伤后膝前方疼痛、肿胀,膝关节活动障碍。检查时在髌骨处有明显压痛,粉碎性骨折可触及骨擦感,横断骨折有移位时可触及一凹沟。膝关节正侧位X线片可明确诊断。

X线检查时需注意:侧位片虽然对判明横断骨折及骨折块分离最为有用,但不能了解有无纵形骨折及粉碎性骨折的情况。而斜位片可以避免髌骨与股骨髁重叠,既可显示其全貌,更有利于诊断纵形骨折、粉碎性骨折及边缘骨折。斜位摄片时,若为髌骨外侧损伤可采用外旋45°位;如怀疑内侧有损伤时,则可取内旋45°位。如临床高度怀疑有髌骨骨折而斜位及侧位X线片均未显示时,可再拍髌骨切线位X线片。(图6-7)

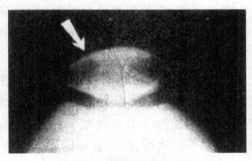

图 6-7 髌骨切线位 X 线片

三、治疗方法

髌骨骨折属关节内骨折,在治疗时必须达到解剖复位并修复周围软组织损伤,才能恢复伸膝装置的完整,防止创伤性关节炎的发生。

(一)整复固定方法

1.手法整复外固定

(1)整复方法:复位时先将膝关节内积血抽吸干净,注入1‰普鲁卡因5～10 mL,起局部麻醉作用,而后患膝伸直,术者立于患侧,用两手拇、示指分别捏住上下方骨块，向中心对挤即可合拢复位。

(2)固定方法如下。①石膏固定法：用长腿石膏固定患膝于伸直位。若以管形石膏固定，在石膏塑形前摸出髌骨轮廓，并适当向髌骨中央挤压使骨折块断面充分接触，这样固定作用可靠，可早期进行股四头肌收缩锻炼，预防肌肉萎缩和粘连。外固定时间不宜过长，一般不要超过6周。髌骨纵形骨折一般移位较小，用长腿石膏夹固定4周即可。②抱膝圈固定法：可根据髌骨大小，用胶皮电线、纱布、棉花做成套圈，置于髌骨处，并将四条布带绕于托板后方收紧打结，托板的两端用绷带固定于大小腿上。固定2周后，开始股四头肌收缩锻炼，3周后下床练习步行，4～6周去除外固定，做膝关节不负重活动。此方法简单易行，操作方便，但固定效果不够稳定，有再移位的可能，注意固定期间应定时检查纠正。同时注意布带有否压迫腓总神经，以免造成腓总神经损伤。③闭合穿针加压内固定：适用于髌骨横形骨折者。方法是皮肤常规消毒、铺巾后，在无菌操作下，用骨钻在上、下骨折块分别穿入一根克氏针，注意进针方向需与髌骨骨折线平行，两根针亦应平行，穿针后整复。骨折对位后，将两针端靠拢拉紧，使两骨折块接触，稳定后再拧紧固定器螺钉，如无固定器亦可代之以不锈钢丝。然后用乙醇纱布保护针孔，防止感染，术后用长木板或石膏托将膝关节固定于伸直位。（图6-8）④抓髌器固定法：患者取仰卧位，股神经麻醉，在无菌操作下抽净关节内积血，用双手拇、示指挤压髌骨使其对位，待复位准确后，先用抓髌器较窄的一侧钩刺入皮肤，钩住髌骨下极前缘和部分髌腱。如为粉碎性骨折，则钩住其主要的骨块和最大的骨块，然后再用抓髌器较宽的一侧，钩住近端髌骨上极前缘亦即张力带处；如为上极粉碎性骨折，则先钩住上极粉碎性骨块，再钩住远端骨块。注意抓髌器的双钩必须抓牢髌骨上下极的前侧缘。最后将加压螺旋稍加拧紧使髌骨相互紧密接触。固定后要反复伸屈膝关节以磨造关节面，达到最佳复位。骨折复位后应注意抓髌器螺旋盖压力的调整，因为其为加压固定的关键部位，松则不能有效地维持对位，紧则不能产生骨折自身磨造的效应。（图6-9）⑤髌骨抱聚器固定法：电视X线透视下无菌操作，先抽净膝关节腔内积血，利用胫骨结节髌骨外缘的关系，在胫骨结节偏内上部位，将抱聚器的下钩刺穿皮肤，进入髌骨下极非关节面的下方，并向上提拉，确定是否抓持牢固。用拇指后推骨折块，让助手两手拇指在膝关节两旁推挤皮肤及皮下组织向后以矫正翻转移位。将上针板刺入皮肤，扎在近骨折块的前侧缘上，术者一手稳住上下针板，令助手拧动上下手柄，直至针板与内环靠近，术者另一手的拇指按压即将接触的折端，并扣压内外侧缘，以防侧方错位，并加压固定。再利用髌骨沿股间窝下滑及膝关节伸屈角度不同和髌股关节接触面的变化,伸屈膝关节,纠正残留成角和侧方移位。应用髌骨抱聚器治疗髌骨骨折具有骨折复位稳定、加速愈合、关节功能恢复理想的优点。(图6-10)

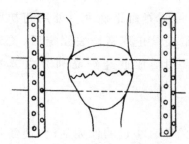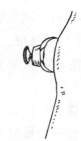

图 6-8　闭合穿针加压内固定　　　　图 6-9　抓髌器固定法

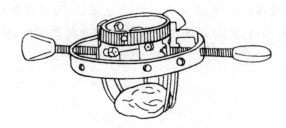

图 6-10　髌骨抱聚器固定法

2.切开复位内固定

适用于髌骨上、下骨折块分离在 1.5 cm 以上,不易手法复位或其他固定方法失败者。方法是在硬膜外麻醉或股神经加坐骨神经阻滞麻醉下,取膝前横弧形切口,切开皮肤皮下组织后,即进入髌前及腱膜前区,此时可见到髌骨的折面及撕裂的支持带,同时有紫红色血液由裂隙涌出,吸净积血,止血,进行内固定。目前以双 10 号丝线、不锈钢丝、张力带钢丝固定为常用。(图6-11)

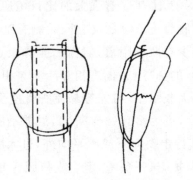

图 6-11　张力带钢丝内固定

（二）药物治疗

髌骨骨折多瘀肿严重，初期可用利水逐瘀法以祛瘀消肿，具体方药参照股骨髁间骨折。若采用穿针或外固定器治疗者，可用解毒饮加泽泻、车前子，肿胀消减后，可服接骨丹；后期关节疼痛活动受限者，可服养血止痛丸。外用药初期肿胀严重者，可外敷消肿散。无移位骨折，可外贴接骨止痛膏。去固定后，关节强硬疼痛者，可按摩配合展筋丹或展筋酊，并可用活血通经舒筋利节之苏木煎外洗。

（三）功能康复

复位固定肿胀消退后即可下床活动，让膝关节有小量的伸屈活动，使髌骨关节面得以在股骨滑车的磨造中愈合，有利于关节面的平复。第2～3周，有托板固定者应解除，有限度地增大膝关节的活动范围，6周后骨折愈合去固定后，可用推髌法解除髌骨粘连，以后逐步加强膝关节屈伸活动锻炼，使膝关节功能早日恢复。

第三节　单纯腓骨骨折

腓骨体呈三棱柱形，有三缘及三面。前缘及内侧嵴分别为腓骨前、后肌间隔的附着部。骨间缘起于腓骨头的内侧，向下移行于外踝的前缘。骨间缘向上、下分别与前缘及内侧嵴相合，有小腿骨间膜附着。腓骨体后面发生扭转，上部向后，下部向内。外侧面也出现扭转，上部向外，下部向后。

腓骨体有许多肌肉附着，上 1/3 有强大的比目鱼肌附着，下 2/3 有踇长屈肌和腓骨短肌附着，另外在腓骨上 2/3 的前、外、后侧有趾长伸肌、腓骨长肌和胫骨后肌包绕，而下 1/3 则甚少有肌肉附着。这样，腓骨上、中 1/3 交点及中、下 1/3 交点均是两组肌肉附着区的临界点，也是相对活动与相对不活动的临界点，承受的张应力较大，在肌肉强大收缩下，可能容易使腓骨遭受损伤。

腓骨滋养孔多为 1 个，可为多孔（2～7 个），滋养动脉起自腓动脉，多为 1 支，次为 2 支，再次为 3 支，其行走斜向下或水平向外，进入腓骨滋养孔。

腓骨四周均有肌肉保护，虽不负重，但有支持胫骨和增强踝关节稳定度的作用。骨折后移位常不大，易愈合。腓骨头后有腓总神经绕过，如发生骨折要注意此神经损伤的可能性。

一、病因与发病机制

单纯腓骨骨折较少见,常发生于与胫骨骨折的混合性骨折中。

(一)直接暴力

腓骨干骨折以重物打击、踢伤、撞击伤或车轮碾扎伤等多见,暴力多来自小腿的前外侧,骨折线多呈横断形或短斜形。巨大暴力或交通事故多为粉碎性骨折,骨折端多有重叠、成角、旋转移位等。因腓骨位于皮下,所以骨折端穿破皮肤的可能性极大,肌肉被挫伤的机会也较多。如果暴力轻微,皮肤虽未穿破,但挫伤严重,血运不良,亦可发生皮肤坏死,骨外露发生感染。较大暴力的碾挫、绞轧伤可有大面积皮肤剥脱,肌肉撕裂和骨折端裸露。

骨折部位以中、下 1/3 较多见,由于营养血管损伤、软组织覆盖少、血运较差等特点,延迟愈合及不愈合的发生率较高。

(二)间接暴力

由高处坠下、旋转扭伤或滑倒等所致的骨折,骨折线多呈斜形或螺旋形,腓骨骨折线较胫骨骨折线高,软组织损伤小,但骨折移位,骨折尖端穿破皮肤形成穿刺性开放伤的机会较多。

骨折移位取决于外力作用的大小、方向。小腿外侧受暴力的机会较多,肌肉收缩和伤肢远端重量等可使骨折端向内成角,小腿重力可使骨折端向后侧倾斜成角,足的重量可使骨折远端向外旋转,肌肉收缩又可使骨折端重叠移位。

儿童腓骨骨折遭受外力一般较小,加上儿童骨皮质韧性较大,多为青枝骨折。

二、类型

(一)单纯腓骨骨折

单纯腓骨干骨折较少见,多由直接暴力打击小腿外侧所致。在受外力作用的骨折部位,骨折线呈横形或粉碎状。因有完整的胫骨作为支柱,骨折很少移位。但腓骨头下骨折时,应注意有无腓总神经损伤。一般腓骨骨折如不影响踝关节的稳定性,均不需复位,用石膏托或夹板固定 4～6 周即可;如骨折轻微,只用弹力绷带缠紧,手杖保护行走,骨折即可愈合。

(二)腓骨应力性骨折

1.病因

腓骨应力性骨折多见于运动员、战士或长途行走者,多位于踝关节上部。

2.发病机制

多次重复的较小暴力作用于骨折部位,使骨小梁不断发生断裂,但局部修复作用速度较慢,最终导致骨折。

3.临床症状与诊断

运动或长途行走之后,局部出现酸痛感,休息后好转;反之则加剧。局部可有肿胀、压痛,有时可出现硬性隆起。X线片上的改变出现较晚,一般在2周后可出现不太清晰的骨折线,呈一骨质疏松带或骨质致密带,继而陆续出现骨膜性新骨形成和骨痂生长。

三、治疗

根据骨折类型和软组织损伤程度选择外固定或开放复位内固定。

(一)手法复位外固定

适用于单纯的腓骨中上段骨折或无移位的腓骨下段骨折。应力性骨折多无移位,确诊后停止运动,休息患肢即可。症状明显时,可用石膏托固定。

(二)开放复位内固定

腓骨骨折是踝关节骨折的一部分,通常在固定内、后、前踝之前,先将外踝或腓骨整复和内固定。做踝关节、前外侧纵形切口,显露外踝和腓骨远端,保护隐神经,如骨折线呈斜形,可用1~2枚拉力螺钉由前向后打入骨折部位,使骨片间产生压缩力。螺钉的长度必须能钉穿后侧皮质,但不要向外伸出太多以致影响腓骨肌腱鞘。如果为横形骨折或远侧骨片较小,可纵形分开跟腓韧带纤维,显露外踝尖端,打入长螺钉,也可用其他形式的髓内钉经过骨折线打入近侧骨片髓腔中。手术必须要达到解剖整复,保持腓骨的长度。如果骨折位于胫腓下关节之上,整复后可用一块小型半管状压缩接骨板做内固定。如果用髓内钉则应小心,不要使外踝引向距骨,髓内钉的插入部位应相当于踝部尖端的外侧面。如果髓内钉直线插入,外踝就能被引向距骨,这样就会造成踝穴狭窄,踝关节的活动度减小,因此应事先将髓内钉弯成一定的弧度以避免发生这种错误。

(三)开放性腓骨骨折的处理

小腿开放性骨折的软组织伤轻重不等,可发生大面积皮肤剥脱伤、组织缺损、肌肉绞轧挫灭伤、粉碎性骨折和严重污染等。早期处理时,创口应开放或是闭合,采用什么固定方法均必须根据不同伤因和损伤程度做出正确的判断。小腿的特点是前侧皮肤紧贴胫骨,清创后勉强缝合,常因牵拉过紧造成缺血、坏死或感染。因此,对 Gustilo Ⅰ型或较清洁的Ⅱ型伤口,预计清创后一期愈合无大张力者可行一期愈合;对污染严重,皮肤缺损或缝合后张力较大者,均应清创后开放创面。如果骨折需要内固定,也可在内固定后用健康肌肉覆盖骨折部,开放皮肤创口,等炎症局限后,延迟一期闭合创面或二期处理。大量临床资料证实,延迟一期闭合创口较一期缝合的成功率高。

四、并发症

筋膜间隔综合征、感染、延迟愈合、不愈合或畸形愈合。

第四节　胫骨平台骨折

胫骨平台骨折是骨科领域的一个难题,1990 年以来,随着新的内固定技术的发展,骨科医师已经能较好地治疗胫骨平台骨折,特别是合并有严重软组织损伤的复杂胫骨平台骨折。

据霍尔(Hohl)统计,胫骨近端骨折占骨折总数的 1％,占老年人骨折的 8％。胫骨平台骨折中外髁骨折占 55％～70％,单纯内髁骨折占 10％～23％,双髁骨折占 10％～30％。

一、解剖概要

胫骨平台关节面有 10°的向后成角,在内外深之间有髁间棘,为前、后交叉韧带附着。胫骨结节位于胫骨前嵴关节线以下 2.5～3.0 cm,为髌腱附着。Gerdy 结节位于胫骨上端前外侧面,为髂胫束附着。腓骨对胫骨近端起支撑作用,为外侧副韧带和股二头肌止点。

内侧髁比外侧髁骨质更加坚硬。胫骨平台内髁覆盖 3 mm 厚的软骨,外髁覆盖 4 mm 厚的软骨。外侧髁面积小而高,内侧髁低而平。内外髁的边缘部分被半月板覆盖,内侧半月板有胫骨韧带将其附着于胫骨。

二、损伤机制

内外翻暴力加垂直暴力。完整的内侧副韧带在外翻暴力中像一个绞链,使股骨外侧髁顶压胫骨外侧平台,造成胫骨平台骨折。在内翻暴力中,外侧副韧带起着相同的作用,引起内髁骨折,常合并侧副韧带、交叉韧带和半月板损伤。

三、分型

Schatzker 分型是当前应用最为广泛的分型,将胫骨平台骨折分为 6 型。

Ⅰ、Ⅱ、Ⅲ型是低能量暴力骨折，Ⅳ、Ⅴ、Ⅵ型是高能量暴力骨折。（图 6-12）

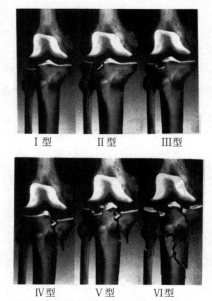

Ⅰ型　　　　Ⅱ型　　　　Ⅲ型

Ⅳ型　　　Ⅴ型　　　Ⅵ型

图 6-12　胫骨平台骨折 Schatzker 分型

（1）Ⅰ型：外侧平台劈裂骨折无关节面塌陷，多发生于年轻人。骨折移位时常有外侧半月板撕裂，或向四周移位，或半月板嵌入骨折间隙。

（2）Ⅱ型：外侧平台劈裂关节面压缩骨折，多发生于 40 岁或以上的患者。

（3）Ⅲ型：外侧平台单纯压缩骨折。压缩部分常位于关节中心部位，由于压缩部位大小和压缩程度的不同及外侧半月板损伤情况的不同，这种损伤可以是稳定或不稳定骨折。外侧和后侧的关节面压缩比中央压缩更加不稳定。

（4）Ⅳ型：高能量暴力骨折。胫骨内侧平台骨折，这种损伤由中等至高能量暴力致伤，Ⅳ型骨折常合并膝关节脱位、血管损伤，因此需仔细检查。

（5）Ⅴ型：高能量暴力损伤双侧平台骨折合并血管、神经损伤。

（6）Ⅵ型：高能量暴力损伤双侧平台骨折加胫骨干与干骺端分离，在 X 线片上常显示为粉碎爆裂骨折，常合并膝部软组织严重损伤、筋膜间隔综合征和严重神经、血管损伤。

Bennett 和布劳纳（Browner）认为，在此 6 型骨折中Ⅱ型骨折有较高的内侧副韧带撕裂发生率，Ⅳ型骨折有较高的半月板损伤发生率。

四、诊断

(一)临床表现

1.症状

胫骨平台骨折患者都有疼痛、膝关节肿胀和下肢不能负重的症状。病史可以帮助医师判断是低能量还是高能量损伤。该病常合并张力性水泡、筋膜间隔综合征、韧带断裂、神经损伤和血管损伤,这些都由高能量暴力所致的胫骨平台骨折引起。

2.体征

膝关节主动、被动活动受限,胫骨近端和膝关节局部肿胀和压痛,内外翻畸形。注意检查骨折部位软组织情况和神经、血管情况。

(二)X线检查

正侧位X线片可显示绝大部分胫骨平台骨折。高能量暴力所致的骨折X线片往往显示骨折块相互重叠。牵引下拍片可以得到清晰骨折形态,并可以同时检查膝关节韧带完整与否和利用韧带整复骨折移位。(图6-13、图6-14)

(三)CT检查

CT可以更清晰地显示骨折情况,26%患者经CT检查后改变了治疗计划。通过矢状面、额状面和水平面重建可以更进一步了解骨折移位和关节面塌陷、移位的形态。最好行牵引下CT扫描,这样可以得到更多的信息。

(四)MRI检查

MRI检查胫骨平台骨折的准确性和精确度等同于CT,但其对于软组织损伤,包括侧副韧带、半月板损伤的诊断比CT好。

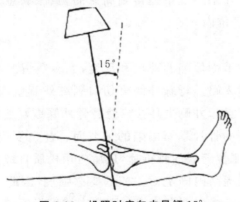

图6-13　投照时应向内足倾15°

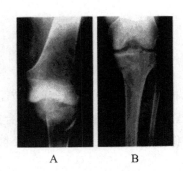

图 6-14　胫骨平台骨折前后位 X 线片

A.未经牵引,胫骨平台骨折前后位 X 线片;B.牵引下胫骨平台骨折前后位 X 线片

(五)血管造影

怀疑血管损伤时应行血管造影。高能量暴力造成的骨折、骨折—脱位,不能解释的筋膜间隔综合征和 SchatzkerⅣ、Ⅴ、Ⅵ型骨折要警惕有血管损伤。血管造影可直观地观察到血管损伤部位。

五、治疗

(一)Ⅰ型

此型骨折多伴有半月板损伤,术前应行 MRI 检查,也可用关节镜检查骨折和外侧半月板。半月板周缘损伤或半月板嵌于骨折间隙,在切开复位内固定的同时行半月板修补。如果无半月板损伤,常可行闭合复位经皮螺钉固定。复位的一个重要技术是复位钳偏心夹持,利用扭曲和旋转使骨折块复位。通常用2枚直径 6.5 mm 或直径 7.0 mm 的松质骨螺钉固定。如果外侧髁基底部粉碎,则需行加压钢板固定加植骨。如果经皮不能得到满意的复位(满意复位指骨折移位小于1 mm),就应行切开复位内固定。(图 6-15)

(二)Ⅱ型

术前准确估计关节面塌陷的部位和程度,大多数情况下是前侧或中央关节面塌陷。最好的手术入路是行膝外侧直切口剥离外侧肌肉,在半月板下横行切开关节囊暴露关节。掀起外侧半月板将使胫骨外髁更好地暴露。也可通过像翻书一样翻开前侧劈裂的骨片暴露塌陷的关节面。首先复位塌陷的关节面,关节面下填塞植骨,然后复位劈裂的骨折片,最后应用松质骨螺钉固定。多枚克氏针置于关节下骨可明显提高内固定对关节的支撑强度,因此提倡采用多枚松质骨螺钉固定。如骨质疏松或劈裂骨块粉碎则行支撑钢板固定。(图 6-16~图 6-18)

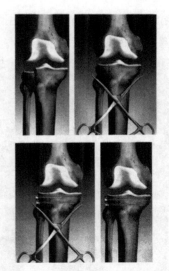

图 6-15 Ⅰ型胫骨平台骨折固定

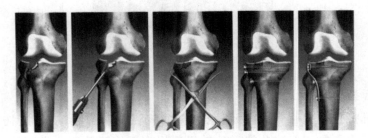

图 6-16 Ⅱ型胫骨平台骨折固定

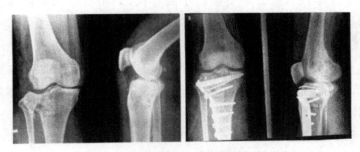

图 6-17 Ⅱ型胫骨平台骨折支撑钢板固定

(三)Ⅲ型

此型骨折多发生于老年人,如果关节塌陷范围小,膝关节稳定,可行保守治疗。相反,膝关节不稳定,患者年龄较轻,则有内固定指征。CT 或 MRI 可以测量塌陷范围和程度。传统的手术治疗方法是膝关节外侧入路,开一骨窗,将关节面抬起,植骨填塞,然后用拉力螺钉固定。现今使用关节镜观察关节面复位情况,仅做一小切口,植骨填塞关节面抬起后的骨缺损。(图6-19)

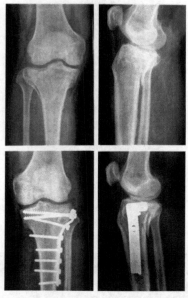

图 6-18　Ⅱ型胫骨平台骨折内固定

(四)Ⅳ型

此型骨折常合并胫骨髁间棘骨折,膝关节脱位和神经、血管损伤,有时骨折反而并不是很严重。但这些严重的软组织损伤会使膝关节非常不稳定。非手术治疗只适用于无移位骨折。即使是很小的移位,采用石膏固定都会留下显著的膝内翻畸形。若骨质良好,为低等至中等暴力损伤,外翻膝关节复位,行经皮螺钉固定。(图6-20)

高能量暴力引起的内髁骨折常有骨折显著移位、外侧副韧带撕裂或腓骨小头骨折,需行切开复位内固定,行支撑钢板固定。髁间棘撕脱骨折则用钢丝或长拉力螺钉固定。

(五)Ⅴ型和Ⅵ型

Ⅴ型和Ⅵ型骨折都是涉及两髁的骨折,常见于轴向暴力作用于伸直的膝关节,由高能暴力引起,合并严重的软组织损伤。同时应高度警惕神经、血管损伤和筋膜间隔综合征。(图6-21)这两型骨折不适宜非手术治疗。传统上行大切口、双钢板固定,但是这将招致许多严重的并发症,包括伤口裂开和感染。

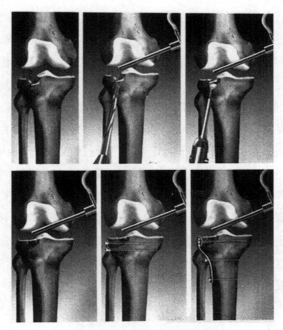

图 6-19　Ⅲ型胫骨平台骨折固定

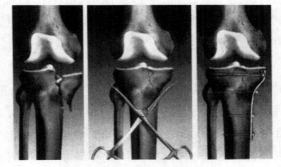

图 6-20　Ⅳ型胫骨平台骨折固定

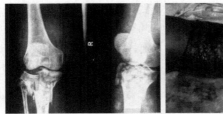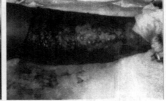

图 6-21　Ⅵ型胫骨平台骨折合并严重的软组织损伤

为了减少并发症、提高疗效,现在多应用以下方法:①应用股骨复位器间接复位,然后行有限切开复位塌陷的关节面,植骨填塞关节面抬起后遗留的空腔。最后用2～3枚松质骨螺钉固定。如果内髁骨片基底不是粉碎的,利用间接韧带整复技术后,内髁骨折片往往会复位。此时通过置于外侧钢板的长拉力螺钉将内髁骨折片固定。当内髁骨折片基底粉碎,利用间接韧带整复技术不能使其复位时,切开复位内髁用1个小支撑钢板固定。②骨折粉碎程度越严重,放置内侧小支撑钢板的并发症发生率就越高,对这些患者,可在内侧应用半针外固定架替代内髁小支撑钢板。将1～2枚外固定架针平行于关节置于内侧。用外固定架维持6～10周,直至出现明显骨折愈合征象。随着软组织损伤程度的加重,外侧放置钢板后出现并发症的可能性也大大增加,这时在内侧行单边外固定架固定,拉力螺钉固定外髁骨折。③环形外固定架也是处理这种严重损伤的一个很好的办法。虽然外固定架技术很大程度上依赖韧带复位技术,使骨折有一定程度的复位,但它不能复位塌陷的关节面。复位塌陷的关节面必须行有限切开,在透视或关节镜监控下复位塌陷的关节面。

六、并发症

(一)胫骨平台骨折合并韧带损伤

韧带损伤包括内侧副韧带损伤、半月板撕裂、前交叉韧带撕裂。Bennett和Browner发现56%的胫骨平台骨折中有软组织损伤。内侧副韧带损伤占20%,外侧副韧带损伤占3%,半月板损伤占20%,腘神经损伤占3%,前交叉韧带损伤占10%。

韧带损伤将引起膝关节术后不稳定,导致膝关节功能很差。诊断韧带损伤应拍平片、应力位片,行物诊和手术探查。膝关节内、外翻大于或等于10°说明韧带断裂。但不要将由骨折移位引起的膝关节面倾斜所产生的角度误诊为韧带损伤。合并有腓骨头和胫骨髁间棘撕脱骨折、股骨髁或胫骨髁撕脱骨折常提示韧带损伤。

(二)血管损伤

低能量暴力一般不引起血管损伤,而高能量暴力所致的Schatzker Ⅳ、Ⅴ和Ⅵ型骨折易引起血管损伤。由于腘动脉在腘部被其分支束缚,移动范围很小,因此骨折移位容易引起血管损伤。血管造影可进一步明确诊断。行血管造影的指征是动脉搏动减弱或消失,大血肿,瘀斑,进行性肿胀,持续性动脉出血,损伤以远的皮肤发凉、青紫和有相邻的神经损害。

处理:足背动脉搏动可触及,先固定骨折;足背动脉搏动不能触及且距受伤时不少于6小时,首先重建血运,应用外固定架恢复患肢长度和稳定。在修复动脉的同时要修复合并的腘静脉损伤,局部缺血时间超过 6 小时要考虑 4 个筋膜间室行切开术减压。

七、术后处理

胫骨平台骨折术后处理的特点是早期活动、延迟负重。内固定稳定者用 CPM 锻炼,然后行步态训练和主动功能锻炼。Schatzker Ⅰ、Ⅱ、Ⅲ 型骨折,4～8 周内不负重,直到有早期骨愈合的X线影像。在 4～8 周后可部分负重,3 个月后完全负重。

Ⅳ、Ⅴ、Ⅵ型胫骨平台骨折由于软组织损伤重,如果内固定牢固,术后尽量应用 CPM 锻炼,一般在术后 8～12 周,X 线显示有骨折愈合才逐渐下地活动。韧带整复外固定架固定后骨折愈合较慢,适当晚负重。胫骨平台骨折术后,如果无局部不适,内固定物可长期保留。Ⅰ、Ⅱ、Ⅲ 型骨折愈合快,伤后 1 年可去除内固定物;Ⅳ、Ⅴ、Ⅵ型,尤其是 Ⅴ、Ⅵ 型由于骨折线沿至骨干,骨折愈合较慢,一般 18～24 个月方可去除内固定物,然后挂拐 4～6 周才能参加剧烈活动。

八、术后并发症

胫骨平台骨折难以处理,即使有周密的术前准备、手术设计和精细的操作,也难免发生严重的并发症。胫骨平台骨折术后并发症分为两类:早期并发症,如复位失败、深静脉血栓、感染;晚期并发症,如骨不连、内固定物断裂、创伤性关节炎。

(一)感染

膝部周围皮肤的受伤情况是造成感染的最重要的原因。不适当的切口和放置大型内固定物是造成感染的另一个原因,延迟手术时间、保护骨片上的软组织、采用小的内固定物可减少感染的发生。感染发生后,冲洗、清创,去除失去生机的骨和软组织。深部感染和脓肿需要切开引流,5～7 天闭合伤口,或转移皮瓣覆盖伤口。小的无脓窦道,行冲洗、清创后放置引流管,闭合伤口。

(二)骨不连

低能量暴力致伤的骨不连少见,Schatzker Ⅵ 型骨折骨不连多见。下肢制动和骨折粉碎造成的骨质疏松使骨不连的治疗更困难。萎缩性和非感染性骨不连可直接行植骨术,感染性骨不连应用抗生素、转移皮瓣、外固定等治疗。

(三)创伤性关节炎

胫骨平台骨折后关节面不平和膝关节不稳定是导致创伤性关节炎的主要因素。另外下肢轴线改变也是导致创伤性关节炎的重要因素。患者对内翻畸形的承受力远差于外翻畸形,但是大多数患者均为内翻畸形。如果关节炎局限在内髁或外髁,或由下肢负重轴线改变引起,可行截骨术,如果有严重的创伤性关节炎则行膝关节置换术。

(四)膝关节僵硬

伸膝装置的瘢痕、膝关节和髌股关节的纤维渗出粘连都会导致膝关节僵硬,作术后制动会使粘连加重。3~4周的制动会导致一部分膝关节的永久僵硬。

第五节　胫腓骨干双骨折

胫腓骨干双骨折约占全身骨折的 6.6%,发病高峰为 10~20 岁,开放性骨折约占 1/4。其中以胫腓骨干双骨折最为多见,胫骨干单骨折次之,腓骨干单骨折最少见。胫骨的营养动脉由胫骨干上 1/3 的后外侧穿入,在致密骨内下行一段距离后进入髓腔。胫骨干中段以下发生骨折,营养动脉易发生损伤。往往造成下骨折段血液供应不良,发生延迟愈合或不愈合。胫骨上端有股四头肌及内侧腘绳肌附着,此二肌有使近侧骨折段向前向内移位的倾向。小腿的肌肉主要在胫骨的后面及外面,伤后肿胀消退后,易引起骨折移位。腘动脉在进入比目鱼肌的腱弓后分为胫前与胫后动脉,此二动脉贴近胫骨下行,胫骨上端骨折移位时易损伤此血管,引起缺血性挛缩。胫骨内侧面仅有皮肤覆盖,故骨折断端易刺破皮肤形成穿破性骨折。由于小腿的解剖及生理特点,如处理不当,则可能出现伤口感染、筋膜间隔综合征、骨折延迟愈合或不愈合等并发症,进而留下严重的后遗症。

一、病因病理与分类

(一)病因

直接暴力或间接暴力均可造成胫腓骨干骨折。

1.直接暴力

常常由交通事故或工农业外伤等所致。暴力多由外侧或前外侧而来,骨折多是横断、短斜面、蝶形、多段、粉碎。胫腓骨两骨折线都在同一水平,软组织损伤较严重。整个胫骨的前内侧面位于小腿的皮下,易造成开放性骨折。

2.间接暴力

常因在生活或运动中扭伤、摔伤所致。骨折多为斜形或螺旋形。双骨折时,腓骨的骨折线较胫骨高,软组织损伤轻,开放性骨折则多为移位的骨折尖端自里而外穿出,故污染较轻。

(二)病理

骨折移位趋势既和外力有关,也和肌肉收缩有关。由直接外力致伤时,外力方向多来自外侧,而扭转的间接暴力也多为身体内旋,小腿相对外旋,而小腿肌肉又在胫骨的外后侧。因此,胫腓骨干双骨折的移位趋势多为向前内成角,或远骨折段外旋;而胫骨干单独骨折则往往出现向外成角移位。

(三)分类

通常最能指导临床治疗的分类分为稳定型与不稳定型两种。一般来说,横断、短斜形骨折属于稳定型;粉碎性、长斜形、螺旋形骨折属于不稳定型。这种分类必须根据每个病例的不同特点,不能一概而论。埃利斯(Ellis)、尼科尔(Nicoll)等人按照创伤的严重程度,将胫腓骨骨折分为三度。

Ⅰ度:骨折无粉碎骨片或仅有极小的粉碎骨片。骨折移位程度小于骨干横截面的 1/5。软组织损伤轻,无开放性创口或仅有微小的开放性伤口。

Ⅱ度:骨折的粉碎性骨片较小。骨折移位程度在骨干横截面的 1/5～2/5。软组织有中等程度损伤。开放性伤口小、污染轻。

Ⅲ度:骨折呈严重粉碎,完全移位。软组织损伤严重,开放性伤口较大,甚至有皮肤缺损,污染严重。

损伤的严重程度直接关系到预后。据统计,轻度损伤者,正常愈合的病例占 90% 以上,而重度损伤正常愈合率低于 70%。

二、临床表现与诊断

闭合性骨折伤后患肢疼痛、肿胀、畸形,小腿的负重功能丧失,可有骨擦音和异常活动。损伤严重者,在小腿前、外、后侧筋膜间隔区单独或同时出现感觉异常、疼痛、肿胀、压痛、肌肉牵拉性疼痛、张力性水疱、皮温和颜色的变化、肌力和血运变化等,即属小腿筋膜间隔综合征的表现。X 线片可明确骨折类型、部位及移位程度。

三、治疗

治疗的目的是恢复小腿的长度和负重功能。因此,应重点处理胫骨骨折。对骨折端的成角畸形与旋转移位,应予完全纠正,避免影响膝、踝关节的负重功能和发生关节劳损。除儿童病例不太强调恢复患肢与对侧等长外,成人应注意恢复患肢与对侧相等的长度及生理弧度。胫腓骨干骨折一般分为开放性骨折和闭合性骨折、稳定性骨折和不稳定性骨折。凡有严重早期并发症,如休克、筋膜间膈综合征、神经及血管损伤者，应主要处理并发症。骨折仅做临时性固定，待并发症好转时，再重点处理骨折。无移位的稳定性骨折，可用夹板或石膏固定；有移位的稳定性骨折，复位后用夹板或石膏固定。

不稳定性骨折可用手法复位，夹板固定配合跟骨牵引。

（一）闭合性胫腓骨骨折的治疗

胫腓骨的闭合性骨折可分为稳定型与不稳定型。有些骨折伴有邻近组织、血管、神经的损伤。治疗时要根据骨折的类型特点、是否伴有其他并发症及其程度等具体情况，择优选用不同的方法。其基本目的是恢复小腿长度、对线和持重功能。治疗方法有闭合复位外固定、牵引、切开复位内固定3种。

1.闭合复位外固定

（1）手法整复：骨折后治疗越早，越易复位，效果也越好。应尽可能在伤后2～3小时肿胀尚未明显时进行复位且容易成功。必要时可配合镇痛药、麻醉药、肌肉松弛药，以利达到完全整复的目的。当骨折后肢体明显肿胀时，不宜强行复位。可给予暂时性制动，促进血液循环，减少组织渗出及令肿胀消退，待肿胀消退后再行整复固定。复位手法包括牵引、端提、夹挤分骨、摇摆等，然后以拇指及示指沿胫骨前嵴及内侧面来回触摸骨折部，检查复位是否平整，对线是否良好。复位满意后放置纸压垫以防止胫骨向内成角。

（2）小夹板固定：适用于胫腓骨中下段的稳定型骨折或易复位骨折，如横断、短斜形和长斜形骨折，尤其以胫骨中段的横断或短斜形骨折更为适宜。中1/3段骨折，夹板上方应达腘窝下2 cm，下达内外踝上缘，以不影响膝关节屈曲活动为宜。下1/3段骨折，夹板上达腘窝下2 cm，下抵跟骨结节上缘，两侧用超踝夹板固定。使用夹板时必须要注意加垫位置、方向，必须注意夹板松紧度，密切观察足部血运、疼痛与肿胀情况，必要时松解夹板，避免发生局部压疮及肢体坏死等严重并发症。本法以夹板固定为特点，以手法复位和功能锻炼为主，体现了"动静结合、筋骨并重、内外兼治、医患结合"的骨折治疗原则。通过夹板、压垫压力和布带约束力、肌肉活动产生的内在动力，间断性增强压垫的效应力，固定力得到增强，反复推挤移位的骨折端，残余畸形得以纠正，保护整复后骨折不再移位。沿小腿纵轴进行肌肉舒缩，可使断端之间产生生理性应力刺激，促进骨折愈合。

（3）石膏外固定：石膏外固定在治疗胫腓骨骨折的应用上比较广泛。其适用于比较稳定的骨折，或经过一段时间牵引治疗后的骨折，以及辅助患者进行功能锻炼（功能石膏）等情况。最常用的是长腿管形石膏固定，一般是在有垫的情况下进行的,打石膏时要注意三点应力关系。固定期间要保持石膏完整,若有松动及时更换。因为肢体肿胀消退后易因空隙增大而致骨折再移位。在牵引治疗的基础上,肿胀消退后也可改用无衬垫石膏固定,保持与肢体之间的塑形。长腿管形石膏一般需固定6～8周再拆除。这种石膏固定,易引起膝、踝关节僵硬,下肢肌肉萎缩,较长时间固定还有能引起骨质吸收、萎缩的缺点。有学者提出小腿功能石膏,也称髌韧带负重装置(PTB),即在胫腓骨骨折复位后,打一个起自髌上韧带,下至足趾的膝下石膏,在胫骨髁部、髌骨及髌腱部很好地塑形。可早期负重行走,由小腿软组织与石膏间相互拮抗力量得以均衡地维持,膝关节自由活动不会引起骨端移位。这种石膏可避免长腿管形石膏因超膝关节固定产生的缺点。早期负重,也利于促进骨折愈合。有人主张在胫腓骨骨折临床愈合后,改用这种石膏协助功能锻炼。有学者认为骨折临床愈合后,若要进行外固定,又要解放膝、踝关节,采用小腿内外侧石膏夹板更为实用且操作简便。从某种意义上说,小腿内外侧石膏夹板也属于一种功能石膏。石膏固定期间发现骨折在石膏中成角移位时,宜先采用楔形矫正法予以矫正,不必更换石膏。发生在胫腓骨中下1/3交界处以下的稳定型骨折,也可采用小腿"U"形石膏固定,操作方便,利于活动及功能锻炼。骨骼穿针牵引配合石膏外固定,近年来逐渐被改良的各类骨骼穿针外固定支架或加压器所替代。

(4)骨骼穿针外固定器与功能位支架:最早由马尔盖根(Malgaigen)应用,并逐步发展至今。它适用于各种类型的胫腓骨骨折,尤其是有伤口、创面及软组织损伤严重或感染的病例。Hoffmann外固定支架、Rockwood功能支架、伊利扎诺夫外固定支架等外固定器功能支架操作简便,调节灵活,固定可靠。伤肢能早期负重,行功能锻炼,促进骨折愈合。这种治疗方法正逐渐被更多的人所接受并采用。其缺点是自动纠正侧方移位的能力差,骨骼穿针的同时,肌肉组织也被克氏针相对固定而限制舒缩,从而引起不同程度的肌萎缩。此外,还有继发针孔感染的可能。

2.牵引

持续性牵引是骨折整复、固定的重要手段,有些不稳定的闭合性骨折,如斜形、螺旋形、粉碎性骨折,在闭合性复位不能达到要求时,或肢体肿胀严重,不适于整复时,可行一段时间牵引治疗,以达到骨折复位、对线的目的。治疗小腿骨折的牵引通常是骨牵引。牵引针可打于胫骨下端或跟骨之上,以跟骨牵引更为常用。跟骨牵引进针点是在内踝尖部与足跟下缘连线的中点,由内向外。内侧针孔应比外侧针孔略高0.5～1.0 cm,使牵引的小腿远端轻度内翻,以恢复其生理弧度,使骨折更接近于解剖复位。牵引初时的整复重量为4～6 kg,待肢体肿胀消退、肌肉张力减弱后,减到维持重量2～3 kg。在牵引下早期锻炼股四头肌,主动活动踝关节与足趾。第3～4周撤除牵引,施行夹板外固定,直至骨痂形成,骨折愈合。

3.切开复位内固定

非手术疗法对多数闭合性胫腓骨骨折都能达到满意的治疗效果。但切开复位内固定对于保守疗法难以成功的胫腓骨骨折更不失为一种好方法。必须明确:手术内固定虽可防止成角和短缩,但骨折愈合速度并不会加快,手术本身将冒感染、皮肤坏死等风险,应慎重施行,必须严格掌握适应证,在严格的无菌操作下手术。闭合性胫腓骨骨折有以下情况时适于手术治疗:①骨折合并血管、神经损伤需探查血管神经者,可同时行内固定;②无法复位的胫腓骨骨折,如有软组织嵌入;③胫骨多段骨折者;④肢体多发骨折为避免相互牵制和影响者;⑤胫腓骨骨折合并膝关节、踝关节损伤者。

(1)髓内针内固定:适用于胫骨多段骨折,现有用梅花形髓内针。髓内针的长短、粗细要与胫骨长度和髓腔相适宜。方法是在胫骨结节内侧做一小的纵形切口,用粗钻头(9 mm或9.5 mm)向胫骨下后方钻孔,然后改变钻入方向使之与髓腔保持一致。将髓内针向下插入骨洞,沿髓腔缓缓打入。复位骨折端,使髓内针通过骨折线,针尖达到胫骨远端干骺端。术后可用石膏托固定,术后2～4周可扶拐杖逐渐负重。髓内针应在骨坚强愈合后拔除。有一种称为Ender钉的多根弧形髓内钉自1969年应用于临床,多用于股骨上端骨折,也可用于胫骨骨折。骨折复位后,在X线监视下,将克氏针3～4枚自胫骨结节向下插入,沿髓腔通过骨折线到胫骨下端,钉端呈扇形或餐叉样摊开。其优点是操作简便、失血少、很少感染。缺点是有时骨折复位不理想,钉子远端未散开,固定不稳,控制旋转能力差。近年正流行一种既能控制骨折后短缩、旋转,又可进行闭合穿钉的交锁髓内钉。它除了可用于股骨骨折外,还可用于胫骨骨折。交锁髓内钉使手术趋向微创。新近由于一种新型的远端锁钉瞄准系统的出现,大大减少了术中使用X线机的次数。交锁髓内钉分为实心和空心两型,实心型直径较细,又称为不扩髓髓内钉,而空心型髓内钉较粗,髓腔要求扩大。

(2)螺钉内固定:单纯螺钉内固定适用于胫腓骨的螺旋形或长斜形骨折,尤其是接近骨端处的骨折。用1～2枚螺钉直接固定于复位后的骨折部。螺钉钻入的方向要与骨干的纵轴垂直,不可垂直于骨折线,否则会因骨折端的剪力而使骨折再移位。单纯螺钉内固定后,应辅以石膏固定4～6周。

（3）钢板螺钉内固定：切开复位内固定中较常用的方法。适用于胫骨的斜形、横形、螺旋形等骨折，闭合复位不满意者，骨延迟愈合或骨不连者，骨折伴有血管、神经损伤需手术探查处理的病例。钢板有普通型和加压固定型。近年来有用钛合金材料制成的钢板，材质牢固、体轻、生物反应小。螺钉选用皮质骨螺钉。使用何种钢板应依据骨折的类型、程度等具体情况来选择。手术需在严格无菌条件下进行，以小腿前外侧骨折部为中心，稍向外侧凸做弧形切口，进入后应尽量少地剥离骨膜，尽可能减少周围组织损伤。清除断端组织，注意打通髓腔。复位时以胫骨骨嵴作为标志使其成为一条直线。如需植骨，可取自体松质（如髂骨）骨端周围植骨。置入钢板，以螺钉固定，选用加压钢板时应注意加压孔的位置和方向。从力学角度看，钢板应置于骨干的张力侧。胫骨前面位于皮下，后面肌组织、血管神经多，难以显露且损伤机会多。所以，钢板大多置于前外侧。应用普通钢板，手术应给予下肢石膏托固定 4～6 周。加压钢板固定术后一般无须行石膏外固定。骨折稳固愈合后可负重行走。

4.功能锻炼

固定当天可做股四头肌收缩锻炼和踝关节屈伸活动。跟骨牵引者，还可以用健腿和两手支持体重抬起臀部。稳定性骨折第 2 周开始练习抬腿及膝关节活动，第 3 周开始扶双拐不负重锻炼；不稳定性骨折则在解除牵引后仍需在床上锻炼 1 周，才可扶拐不负重锻炼，直至临床愈合，再解除外固定。

（二）开放性胫腓骨骨折的治疗

胫腓骨的开放性骨折是长骨干中发生开放性骨折最常见的部位。这是由其特殊的解剖、生理特点所决定的。整个胫骨的前内侧面位于皮下，外伤形成开放性骨折后，易发生污染、皮肤缺损、软组织损伤等，给治疗带来很大困难。若处理不当，很容易造成皮肤坏死、骨外露、感染、骨缺损、骨折延迟愈合或不愈合，甚至截肢的严重后果。因而，对开放性胫腓骨骨折的治疗必须加以重视和很好地掌握。诊断开放性胫腓骨骨折多无困难，有胫腓骨骨折合并局部皮肤与软组织破损，骨折端与外界相通，即可诊断。有些情况下，通过皮肤创口可直视胫骨的骨折端。通过病史、体检已能确诊的开放性胫腓骨骨折也必须摄 X 线片，以了解骨破坏的程度。

1.开放性胫腓骨骨折软组织损伤

程度与损伤性质的关系：皮肤、软组织损伤程度是开放性胫腓骨骨折治疗的关键问题之一。损伤程度直接决定皮肤、软组织的损伤类型。因此，必须详细了解致伤外力的性质。

（1）间接外力：多产生斜形、螺旋形骨折，皮肤软组织的伤口为骨折端刺破，形成自内向外的开放性骨折。故具有伤口小、软组织损伤挫灭轻、无污染或仅有轻度污染、软组织与骨折易于愈合等特点。

（2）直接外力：常造成粉碎性骨折，皮肤软组织损伤严重，多见于以下几种情况。①硬器伤。由金属物品的撞击致伤，一般创口较小，出血少，有时有多处伤口，骨折多为横形、斜形或螺旋形，伤口污染相对较轻。②碾轧、捻挫伤。由车轮、机械齿轮挤压所致，损伤多为多段粉碎性骨折，形成开放性创口，皮肤、软组织严重挫灭，甚至缺损。骨组织与皮肤及软组织分离。③火器伤。枪伤往往造成贯通伤，皮肤伤口入口小、出口大，伤口周围有不同程度烧伤。骨折多为粉碎性，常伴有骨缺损，有时可伴有血管、神经损伤。爆炸伤常造成严重的粉碎性骨折，骨块遗失、缺损，皮肤、软组织大面积损伤且程度严重，血管、神经损伤或裸露，创口污染严重，可能有各种异物在骨与软组织内存留。

2.开放性胫腓骨骨折的分类

（1）根据软组织损伤的轻重可分为 3 度：①Ⅰ度，皮肤被自内向外的骨折端刺破，伤口小于 1 cm；②Ⅱ度，皮肤被刺破或压碎，软组织有中等程度损伤，伤口大于 1 cm；③Ⅲ度，广泛的皮肤、软组织严重损伤及缺损，常伴有血管、神经损伤。

（2）开放性胫腓骨骨折的预后不仅与皮肤软组织损伤程度有关，亦与骨折程度有密切关系，骨折损伤程度不同，其愈合能力差别很大。根据骨折损伤的程度可分为 3 度。①Ⅰ度：胫腓骨双骨折为横形、斜形、螺旋形并有轻度移位。②Ⅱ度：胫腓骨双骨折，其中胫骨为粉碎性并有明显移位或多段粉碎性骨折。③Ⅲ度：胫腓骨双骨折，胫骨严重粉碎骨折形成骨质缺损。

3.开放性胫腓骨骨折的治疗

（1）全身治疗：发生开放性胫腓骨骨折常伴有创伤后的全身反应或其他部位的合并损伤，因而，全身治疗是必不可少的主要治疗环节，其中包括止血、止痛、抗休克。开放性胫腓骨骨折伤口有活动性出血，应及时止血。但对较大的出血伴有肢体远端血运障碍者，其出血点不易轻易结扎，可使用局部压迫止血，同时积极准备手术探查修复损伤血管。如患者处于休克状态应及时输血、输液、进行抗休克治疗，适当应用止痛剂减少疼痛刺激，有利于休克的治疗。

应用抗生素预防感染：开放性胫腓骨骨折伤口往往会被污染，细菌在伤口内一般经过 6～8 小时形成感染。患者入院后即应行伤口污染物或分泌物的细菌培养或涂片检查，根据结果选用敏感抗生素。在未获得培养结果之前，应选用抗球菌和抗革兰氏阴性杆菌的联合抗生素。

特异性感染的防治：开放性骨折如遇伤口较深者，则有利于厌氧菌的生长繁殖，故应常规使用破伤风抗毒素血清 1 500 U 试敏后肌内注射，如试敏阳性则应脱敏注射。若发现感染伤口有气体溢出，肢体肿胀严重，触之有捻发音，组织坏死等情况，应考虑到气性坏疽的可能，可使用气性坏疽抗毒素血清，同时予以必要的隔离处理。

(2)局部治疗：彻底清创，适当固定骨折，闭合伤口，使开放性骨折转为闭合性骨折是开放性骨折总的治疗原则。

彻底清创：良好的清创本身就是防止感染的重要手段。骨折发生后，在患者全身状况允许的条件下，应尽早施行清创术，以改善伤口组织条件，减少细菌数量。清创的首要原则是必须正确判断软组织的存活能力。对有些软组织失活较大的患者，不可为图能一期闭合伤口而简单清创，这样反而会带来更严重的不良后果。

骨折的固定：治疗开放性胫腓骨骨折，同样有内固定和外固定两种固定方法。对于是否使用内固定目前仍有争论，有学者主张使用内固定，而固定趋向单纯化。针对某些病例的具体情况及伤口条件，在彻底清创的基础上，可视具体情况而定。内固定的基本适应证是多段骨折，合并有血管、神经损伤需手术探查者，其他固定方法难以使骨折复位固定者。内固定常用的方法有单纯螺钉内固定，髓内钉内固定，钢板螺钉内固定。

治疗开放性胫腓骨骨折，外固定也必不可少，可根据具体情况进行选择。石膏外固定可作为内固定后的补充。单纯石膏外固定仅适用于Ⅰ度骨折且稳定者，于伤口处开窗换药。对于有些损伤严重、创面较大、难以固定的开放性骨折，可首先行胫骨下端或跟骨结节牵引，使骨折在较长时间持续施力的条件下得到满意复位，同时利于创口换药。待创口闭合或缩小，骨折部纤维连接后，辅以石膏外固定。

外固定架在治疗胫腓骨开放性骨折上有良好的疗效。其在十分严重的开放性骨折、软组织广泛挫伤甚至缺损、粉碎性骨折等情况时，更具有实用价值，往往是临床上唯一的选择，常用的有 Bastiani 单边式外固定架、双臂外固定架、伊利扎诺夫外固定架等。外固定架本身具有复位和固定作用，且穿针孔远离伤口，不易引起感染，减少骨折端植入金属异物，利于骨折愈合，同时又便于创面、伤口的处理。

闭合伤口：皮肤及软组织Ⅰ度损伤者，在彻底清创后可直接一期闭合伤口。缝合时必须注意，决不可因追求闭合而清创不彻底或勉强缝合，导致张力过大，否则将得到适得其反的结果。有严重的火器伤、有较多无法取出的异物存留、就诊时间较晚、污染重或有明确感染等情况时,可暂时清创,以无菌敷料包扎,不宜一期闭合伤口。皮肤与软组织Ⅱ度损伤者,清创后皮肤软组织常有缺损,可采用筋膜蒂皮瓣、带血管蒂皮瓣一期闭合伤口;或采用肌肉蒂肌瓣转移,同时植皮一期闭合伤口;或暂时先以肌瓣覆盖裸露的骨折部位,使骨折端不与外界相通,然后二期植皮闭合软组织创面。

骨折部裸露处必须以健康软组织覆盖,针对不同部位的皮肤软组织缺损,可采用肌肉成形术的方法覆盖创面。小腿上 1/3 皮肤软组织缺损,取腘窝正中切口至小腿中段,将腓肠肌内侧头切开转至小腿上端皮肤及软组织缺损区。小腿中、下 1/3 皮肤软组织缺损,取小腿内侧中下段胫骨内缘纵形切口,分离比目鱼肌,切断腱膜翻转修复小腿中段内侧软组织缺损;向下分离出趾长屈肌、拇外展肌,覆盖小腿下 1/3 皮肤缺损。

四、并发症

胫腓骨骨折有许多并发症,其中常见的有软组织损伤、感染、血管损伤、神经损伤、骨筋膜隔室综合征、骨折延迟愈合或不愈合、骨髓炎、失用性骨萎缩、创伤性关节炎、关节僵硬强直等。可以通过预防及正确处理尽量减少这些并发症,这直接关系到患者肢体功能的恢复情况。

(一)血管损伤

胫腓骨上 1/3 段骨折时易并发重要血管损伤。腘动脉向下延续为胫后动脉,同时分出胫前动脉穿过骨间膜上缘进入小腿前方。此处骨折块移位,腘动脉较固定不能避开,易在分叉处受损。骨间膜的撕裂、局部肿胀等原因,也能导致胫前动脉的裂伤、受压、痉挛。开放性骨折合并血管损伤较易确定,闭合性骨折轻度损害缺血不易判明。有些因骨折压迫、血管痉挛引起的缺血症状,可于骨折复位,痉挛解除后消失。对于闭合性损伤,若出现小腿与足部皮肤苍白、皮温降低、脉搏消失、伤肢感觉与运动功能障碍等表现,说明动脉供血中断现象已很明显,应行手术探查血管。

(二)神经损伤

胫腓骨骨折本身不易引起神经损伤,但也有些胫腓骨上端骨折,骨折端移位较大时可能伤及腓总神经。临床上较多的腓总神经损伤是来自于软组织肿胀及外固定物对神经的压迫。因此,在使用外固定时,必须注意腓骨小头的位置,应加以保护。发生神经损伤后,应立刻解除压迫,可暂行观察待神经功能恢复。多数患者可得到满意恢复或完全恢复的效果。少数患者伤后3～4个月仍无感觉,无运动功能恢复的迹象,应行神经探查术。

(三)骨筋膜隔室综合征

胫腓骨骨折中尤其以闭合性骨折而软组织有明显的挫伤者易出现骨筋膜隔室综合征,也可因外固定过紧而引起。小腿由胫骨、腓骨、骨间膜、肌间隔、深筋膜分隔成 4 个骨筋膜隔室,分别为前间隔室、外侧间隔室、后侧深间隔室和后侧浅间隔室。小腿骨折后最易引起小腿前骨筋膜隔室综合征。前骨筋膜隔室位于小腿前外侧,内有胫前肌、拇长伸肌、趾长伸肌、第三腓骨肌、腓总神经、胫前动脉和胫前静脉。当发生胫前骨筋膜隔室综合征时,小腿前外侧发硬,压痛明显,被动伸屈拇趾时疼痛加剧。早期可出现第 1、2 趾蹼间感觉减退,继而发生胫前肌、拇长伸肌、趾长伸肌麻痹。足背动脉早期尚可触到,后期消失。

早期发现应解除外固定,抬高患肢。静脉滴注 20% 甘露醇,以改善微循环,减轻水肿。中药用桃红四物汤加泽泻、猪苓、茯苓、车前子、连翘等以活血利湿消肿。严密观察病情,如病情继续发展加重,应彻底切开深筋膜给筋膜隔室减压。如肿胀的组织膨出切口,肌肉张力仍未解除时,可行肌膜切开减压;如发现肌肉组织已坏死,应一并切除,以减少毒素吸收。切口先不缝合,先用无菌凡士林纱布包扎,待肿胀消退后延期缝合创口。

(四)延迟愈合与不愈合

延迟愈合是胫腓骨骨折常见的并发症,发生率在 1%～17%,一般成人胫腓骨骨折经过 5～6 个月的治疗后,在骨折局部仍有肿胀、压痛、纵轴叩击痛、异常活动,负重行走时骨折处仍疼痛。X 线片显示骨折端未连接,无明显骨痂形成,但骨折端无硬化现象,骨髓腔仍通者,即属于延迟愈合。

造成骨折延迟愈合的因素有很多。常见的因素:胫骨骨折多在下 1/3 处血供不良;因过度牵引造成骨折断分离 0.3 cm 以上;多次手法复位,骨折对线对位仍不良者,内外固定不确实,骨折局部有异常活动出现;年老体弱,缺乏功能锻炼造成骨质疏松、功能性废用;周围组织感染;骨折端有软组织嵌插。

骨折延迟愈合,应针对病因进行正确的治疗,消除妨碍骨折愈合的因素,为骨折愈合创造良好条件,配合内外用药,骨折是能够愈合的。骨折端有分离者,要去除牵引,在内外固定可靠的情况下,每天用拳叩击患肢足跟,使骨折端嵌插或紧密接触,并鼓励患者扶双拐下地练习患肢负重行走,内服补肾活血接骨中药。有学者有一经验方曾治愈多例胫骨延迟愈合患者(骨碎补 20 g,土鳖 20 g,煅自然铜 20 g,续断 20 g,白及 20 g,炙乳香 15 g,炙没药 15 g,红花 20 g,白芷 15 g,血竭 20 g,苍术 20 g,炙龟甲 20 g,当归 30 g,共为细末,兑入麝香 3 g,装入胶囊,每次服 2 g,日服3 次,1 付为 1 个疗程)。骨折不愈合是指骨折愈合的功能停止,骨折端已形成假关节。X 线片显示骨折断端有明显硬化,骨髓腔封闭,骨质疏松,骨折端分离,虽有骨痂存在,但无骨连接。临床体征有局部压痛,负重痛,异常活动。

造成骨折不愈合的病因主要是内因。骨折过多地粉碎,甚至有骨缺损;骨折严重移位,对位不良,断端有软组织嵌入或血供受阻;开放性骨折合并感染。外因是对骨折处理不当,牵引过度或内固定时造成骨折端分离,手术时骨膜广泛剥离,或伴有神经、血管的损伤。内外固定不恰当亦可造成不愈合。骨折愈合功能已停止的不愈合,应及时采取有效的手术治疗。如有感染伤口,需在伤口愈合后 2~4 个月才能手术。术中要切除骨折断端之间的纤维瘢痕组织及硬化的骨质,凿通髓腔,使骨折端成为新鲜骨折。矫正畸形,正确复位,坚强固定。植骨要松质骨和坚质骨并用。骨缺损多的,可选用同侧腓骨带肌蒂移位胫腓融合。术后采取适合的外固定,鼓励患者做踝、膝关节功能锻炼。配合补肾接骨的中药内服,有助于骨折早日愈合。

(五)骨折畸形愈合

胫骨骨折的畸形容易发现,也便于及时纠正,发生率比较低。但也有因粉碎性骨折致软组织损伤严重者易并发畸形愈合,若早期发现应及时处理。在胫骨骨折复位后成角超过 5°者,旋转超过 5°,短缩超过 2 cm 者,都应进行矫正。矫正治疗根据骨折畸形的轻重、部位及愈合的坚固程度,可采取手法折骨、手术截骨、重新切开复位内固定加植骨术等方法。

手法折骨治疗方法适应于骨折虽已愈合,但还不坚固,可用手法将骨折处重新折断,把陈旧性骨折变为新鲜骨折,然后按新鲜骨折处理。手法折骨时不可用暴力,用力稳妥,不可造成新的不必要的损伤。若骨折已超过 3 个月,骨折部位已有骨性愈合,不能用手法折断者,可通过手术方法,将骨性愈合凿开,将骨髓腔打通。如骨干周围新生骨痂不多者,应植入松质骨,按新鲜骨折处理。

(六)失用性骨萎缩

绝大多数发生骨萎缩的患者为长期固定、卧床、不能持重者,其病因主要为缺乏应力刺激,骨质吸收、脱钙所致 X 线上表现为骨质大面积疏松,以近折端为重。较轻的骨萎缩患者可通过增加持重功能锻炼得以恢复或改变,严重的骨萎缩患者则需植骨,术后配合积极的持重功能锻炼。

(七)创伤性关节炎

膝、踝关节均可发生,多见于踝关节,且多继发于胫骨远端骨折。主要原因为骨折后复位不精确,固定不确实,以致膝、踝关节的运动轴面不平行。久之使关节功能紊乱,引起疼痛。预防创伤性关节炎最好的方法是确保骨折的良好复位。

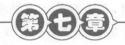

踝部及足部损伤

第一节　踝关节扭伤

踝关节扭伤主要是指踝关节内侧副韧带、外侧副韧带和下胫腓韧带的损伤。一般是骑车、上下楼突然跌倒，或道路不平时因踝关节不稳定而使其过度向内和向外翻转所致。临床分为内翻型和外翻型两种，以前者多见。本病可发生于任何年龄，以青壮年常见。运动员在进行田径、球类和体操等身体训练时，易发生此病。此外，踏空、高坠等均可导致踝关节扭伤。本病属中医学"筋伤"的范畴，是因经筋损伤，脉络受阻所致。

一、病因病理

踝关节扭伤的主要病因是前外侧的胫腓前韧带、内侧的三角韧带、内外侧副韧带等的损伤。多发生在行走过程中因道路不平或阻碍物不慎跌倒，或空中落地，站立不稳，下楼或下坡时失脚踏空，体育运动中撞跌摔地时，足部突然受到内翻和外翻的暴力。踝关节的扭伤可引起软组织的急性损伤，当其处于跖屈位时，距腓前韧带与胫骨之纵轴走行一致，而且处于紧张状态，故在跖屈位受到内翻暴力时，首先发生距腓前韧带损伤；当踝关节于 0°位受到内翻暴力时，可单纯发生跟腓韧带损伤，也可以是继发于距腓前韧带损伤之后，由外力继续作用所导致。距腓后韧带在外踝 3 组韧带中较为坚强，损伤极少发生，仅于踝关节极度背屈而又受到内翻暴力时，才会损伤。外翻断裂时则合并有多踝或腓骨下端骨折，并可同时有下胫腓韧带损伤。

二、临床表现

踝关节扭伤之后踝部立即出现肿胀疼痛，不能走路或可勉强行走。伤后2～

3天局部即可出现紫瘀血斑。内翻扭伤时,多在外踝前下方肿胀,压痛明显,若将足做内翻动作时,则外踝前下方发生剧痛;外翻扭伤时,在内踝前下方肿胀,压痛明显,若将足做外翻动作时,则内踝前下方发生剧痛。轻者韧带受到过度的牵引而引起损伤反应,重者则引起完全或不完全的韧带断裂及关节脱位,若不及时处理或处理不当,局部渗出液与瘀血积聚,造成损伤组织愈合不良或结缔组织过度增生,以上因素均可导致局部的粘连、关节不稳和其他继发性病理变化。

三、诊断要点

(1)有明显的受伤史,即踝关节扭伤史。受伤之后有局部肿胀、骤然疼痛和紫瘀血斑,且行路时疼痛加剧。

(2)受伤后行走不利,伤足不敢用力着地,踝关节活动时损伤部位疼痛而致关节活动受限,患者跛行,甚至完全不能行走。

(3)局部有明显压痛点。

(4)做与受伤姿势相同的内翻或外翻位 X 线摄片检查,一侧韧带撕裂显示患侧关节间隙增宽;下胫腓韧带断裂,则显示内、外踝间距增宽。

四、针灸治疗

(一)毫针法

(1)处方一:丘墟透照海。

操作:患者取侧卧位,进针处常规消毒,毫针从丘墟刺入,针尖指向照海,缓慢提插进针,以患者有强烈的酸麻胀痛感为度。当在照海处可隐约摸到针尖,但针尖仍处于皮下时,即停止进针。于针柄处置艾条施温针灸法,换灸 2 次,每天或隔天 1 次。治疗 10 次左右即可。

(2)处方二:健侧外关。

操作:以 1.5 寸毫针快速刺入皮下,进针至 0.5~1 寸,患者得气后行平补平泻手法,强度以患者能耐受为度。留针过程中行针 2~3 次,并让患者自行做旋转踝关节的动作。每天或隔天治疗。

(3)处方三:中渚、阳池。

操作:取患侧中渚穴与阳池穴,常规消毒后快速进针直达皮下,待患者产生酸胀感后留针20分钟,留针期间辅以自行揉按、活动患部的动作。

(4)处方四:大陵、内庭、侠溪、阿是穴。

操作:取健侧大陵、内庭、侠溪及疼痛局部,以 1.5 寸毫针快速刺入皮下,至0.5~1 寸停针,有酸麻胀重等针感时即行平补平泻法,以患者能耐受为度,留针

20～30分钟,行针期间嘱咐患者以踝关节旋转运动相配合。

(5)处方五:第二掌骨桡侧末端足端踝穴。

操作:患者取坐位,将与病足同侧的手握空拳,放松肌肉,将虎口朝上,取足踝穴常规消毒后,垂直刺入0.6～0.8寸,并同时活动踝关节。

(6)处方六:神门、阳谷、阿是穴。

操作:仰掌取神门,屈腕取阳谷,均取患处对侧穴位。常规消毒后,以1寸毫针快速刺入穴位。针神门时,以神门透大陵,针尖指向大陵;针阳谷时,以阳谷透阳池,针尖向阳池方向斜刺。阿是穴采取平补平泻手法。提插捻针,得气后留针,并令患者做跳跃动作,以增强疗效。

(7)处方七:阳池、阿是穴。

操作:取同侧阳池穴及局部阿是穴,常规消毒后快速进针,得气后留针,患者可配合自我按摩,使扭伤局部血液循环改善,瘀血消散,则疼痛自除。

(8)处方八:冲阳、足三里、八风、阿是穴。

操作:取患侧八风穴,配合冲阳,得气后留针30分钟,阿是穴行平补平泻法。

(9)处方九:同侧腕关节对应点。

操作:常规消毒后,斜刺进针,得气后反复刮针柄,并活动受伤关节。

(二)耳针法

处方:耳穴踝、膝、神门、皮质下、肾上腺。

操作:外踝扭伤加健侧腕骨,内踝扭伤加患侧阳溪透太渊。瘀血肿痛者加耳尖穴,筋伤重者配肝,内伤者配脾。消毒后,以速刺法垂直刺入皮下0.2～0.3寸,以局部产生胀感、耳郭渐有热感为度,同时令患者活动扭伤的踝部,并逐步增大活动幅度。出针后,可由耳尖放血数滴,以增强治疗效果。

五、推拿治疗

(一)摇按捋顺理筋法

操作:踝关节扭伤时,令患者侧卧,使伤踝在上,助手以双手握住患者伤侧小腿下端,固定伤膝。医者双手相对,拇指在上握住足部,做踝关节摇法,然后徐徐使足跖屈内翻,在牵引下将足背屈、外翻,同时双手拇指向下按压,最后以手拇指在韧带损伤处做捋顺法。亦可使患者取端坐位,医者一手握住患足背部,在踝关节轻度内翻姿势下,进行持续性牵引,同时以另一手拇指和示指顺肌腱走向进行按摩,并喷白酒于伤侧足部。停止按摩后,在继续牵引下将踝关节内翻,尽力跖屈。施行此理筋手法时,对单纯韧带扭伤或韧带部分撕裂者可进行手法理筋,瘀肿严重者,手法宜轻。

（二）理筋顺筋止痛法

操作：患者仰卧于治疗床上，施术者用一手握住患者足前部固定，另一手着力，反复捏揉按摩踝部损伤之处及其周围软组织，用以活血理气顺筋通络，手法宜轻柔而不可用力过猛，以免增加出血和渗出。并向四周散其气血，理筋顺筋。若属外踝损伤，则应反复点揉外踝损伤之处及其周围软组织；若属内踝损伤，则应反复点揉内踝损伤之处及其周围软组织。用一手握住踝上部，另一手握住足前部，双手协同用力，反复做踝关节的跖屈背伸活动、向内旋转摇踝活动和向外旋转摇踝活动，各 10 余次，以促使其恢复活动功能。

（三）推揉疏筋法

操作：原则是以解除肌肉的紧张痉挛、消散瘀血、去除粘连、活动关节为主。首先以拇指行推法，对小腿各肌群逐一施行推拿。在有明显压痛和瘀血聚结的地方，用拇指指尖轻推，行指揉及拨络法，以患者有痛感为度。在受伤部位行揉、擦手法的同时，另一手握住患足前部并摇动关节，通过梳理经筋的方法使其断离的软组织得以复位。

六、中药治疗

（1）早期治宜活血祛瘀，消肿止痛，内服舒筋丸，一次 6 g，一天 3 次。外敷五黄散或三色敷药或一号新伤药。

（2）后期治宜舒筋活络，温经止痛，内服小活络丹，一次 6 g，一天 3 次。外用海桐皮汤或四肢损伤洗方熏洗。

第二节　跟骨骨折

跟骨骨折是常见骨折，占全身骨折的 2%，以青壮年最多见，严重损伤后易遗留伤残。至今仍没有一种大家都能认可的分类及治疗方法。应用 CT 分类跟骨骨折，可以更加清楚地了解跟骨关节内骨折。像其他部位关节内骨折一样，解剖复位、坚强内固定、早期活动是达到理想功能效果的基础。

一、分类

跟骨骨折根据骨折线是否波及距下关节分为关节内骨折和关节外骨折。

（一）关节内骨折

1.Essex-Lopresti 分型法

根据 X 线检查把骨折分为舌状骨折和关节压缩型骨折。缺点是关节压缩型包含了过多骨折,给骨折评价和临床预后带来了困难。

（1）A 型:无移位骨折。

（2）B_1 型:舌状骨折。

（3）B_2 型:粉碎性舌状骨折。

（4）C_1 型:关节压缩型骨折。

（5）C_2 型:粉碎性关节压缩型骨折。

（6）D 型:粉碎性关节内骨折。

2.Sanders CT 分型法

桑德斯(Sanders)根据后关节面的三柱理论,通过初级和继发骨折线的位置分为若干亚型,其分型基于冠状面 CT 扫描(图 7-1)。在冠状面上选择跟骨后距关节面最宽处,从外向内将其分为 A、B、C 三部分,分别代表骨折线位置。这样,就可能有四部分骨折块、三部分关节面骨折块和两部分载距突骨折块。

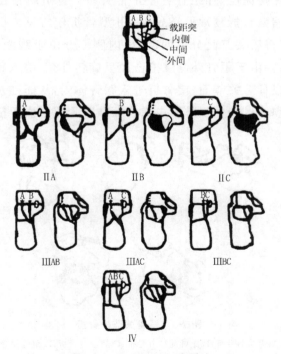

图 7-1　Sanders CT 分型法

（1）Ⅰ型：所有无移位骨折。

（2）Ⅱ型：两部分骨折，根据骨折位置在 A、B 或 C 又分为ⅡA、ⅡB、ⅡC骨折。

（3）Ⅲ型：三部分骨折，同样，根据骨折位置在 A、B 或 C 又分为ⅢAB、ⅢBC、ⅢAC 骨折，典型骨折有一中央压缩骨块。

（4）Ⅳ型：骨折含有所有骨折线，即ⅣABC 骨折。

（二）关节外骨折

按解剖部位关节外骨折可分为：①跟骨结节骨折；②跟骨前结节骨折；③载距突骨折；④跟骨体骨折。（图 7-2）

二、关节内骨折

关节内骨折约占所有跟骨骨折的 70%。

（一）损伤机制与病理

由于跟骨形态差异、暴力大小方向和足受伤时位置不同，可产生各种类型跟骨后关节面粉碎性骨折。但在临床中常会出现以下 3 种情况：①跟骨骨折后，载距突骨折块总是保持原位，和距骨有着正常关系。骨折线常位于跟距骨间韧带外侧。②关节压缩型骨折较常见，SandersⅡ型骨折较常见。后关节面骨折线常位于矢状面，且多将后关节面分为两部分，内侧部分位于载距突上，外侧部分常陷于关节面之下，并由于距骨外侧缘撞击而呈旋转外翻，陷入跟骨体内。③由于距骨外侧缘撞击跟骨后关节面，使骨折进入跟骨体内，从而推挤跟骨外侧壁突出隆起，使跟腓间距减小，产生跟腓撞击综合征和腓骨肌腱嵌压征。（图 7-3）

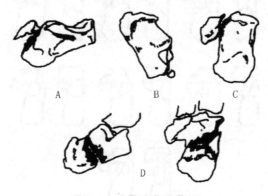

图 7-2　跟骨关节外骨折

A.跟骨结节骨折；B.跟骨前结节骨折；C.载距突骨折；D.跟骨体骨折

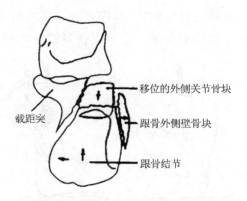

载距突

移位的外侧关节骨块

跟骨外侧壁骨块

跟骨结节

图 7-3　骨折后病理改变

跟骨骨折后可出现：①跟骨高度丧失，尤其是内侧壁；②跟骨宽度增加；③距下关节面破坏；④外侧壁突起；⑤跟骨结节内翻。因此，如想恢复跟骨功能，应首先恢复距下关节面完整和跟骨外形。

（二）临床表现

骨折多发生于高处坠落伤或交通事故伤。男性青壮年多见。伤后足在数小时内迅速肿胀，皮肤可出现水疱或血疱。如疼痛剧烈，足感觉障碍，被动伸趾引起剧烈疼痛时，应注意足骨筋膜隔室综合征的可能。亦应注意全身其他合并损伤，如脊柱、脊髓损伤。

（三）诊断

1.X 线检查

足前后位 X 线平片可见骨折是否波及跟骰关节，侧位可显示跟骨结节角和跟骨交叉角（Gissane 角）变化，跟骨高度降低，跟骨轴位可显示跟骨宽度变化及跟骨内、外翻。Broden 位（图 7-4）是一种常用的斜位，可在术前、术中了解距下关节面损伤及复位情况。投照时，伤足内旋 40°，X 线球管对准外踝并向头侧分别倾斜 10°、20°、30°、40°。

2.CT 检查

关节内骨折应常规行 CT 检查，以了解关节面损伤情况，必要时行螺旋 CT 进行三维重建。

（四）治疗

对于跟骨关节内骨折是行手术治疗还是非手术治疗，多年来一直存在争论。CT 分类使医师对关节内骨折的病理变化更加清楚，使用标准入路和术中透视可明显减少手术并发症。各种专用钢板的出现，使内固定更加稳定，患者可早期活动。跟骨关节内骨折如要获得好的功能,应该解剖复位跟骨关节面及跟骨外形,但即使是达到解剖复位也不能保证一定可以获得好的功能。

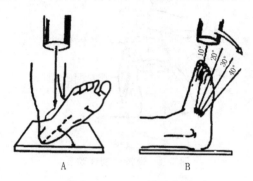

图 7-4　Broden 投照方法
A.正面观;B.侧面观

1.治疗应考虑的因素

(1)年龄:老年患者,骨折后关节易僵硬,且骨质疏松,不易牢固内固定,一般50 岁以上的患者,以非手术治疗为宜。

(2)全身情况:如合并较严重糖尿病、周围血管疾病,身体极度虚弱,或合并全身其他部位损伤不宜手术时,应考虑非手术治疗。

(3)局部情况:足部严重肿胀、皮肤有水疱,不宜马上手术,应等 1～2 周肿胀消退后方可手术。开放性损伤时,如软组织损伤较重,可用外固定器固定。

(4)损伤后时间:手术应在伤后 3 周内完成。如果因肿胀、水疱或其他合并损伤而不能及时手术时,采用非手术治疗。

(5)骨折类型:无移位或移位小于 2 mm 时,采用非手术治疗。Sanders Ⅱ、Ⅲ型骨折应选用切开复位。虽然关节面骨折块无明显移位,但跟骨体骨折移位较大,为减少晚期并发症,也应行切开复位内固定。关节面严重粉碎性骨折,恢复关节面形态已不可能,可选用非手术治疗。如有条件,也可在恢复跟骨外形后一期融合距下关节。

(6)医师的经验和条件:手术切开有一定的技术和设备条件要求,如不具备时,应将患者转到其他有条件的医院治疗或选用非手术方法治疗。不能达到理想复位及固定的手术,不如不做。

2.治疗方法

(1)功能疗法:功能疗法适用于无移位或少量移位骨折,或年龄较大,对功能要求不高,或有全身并发症不适于手术治疗的患者。

适应证及禁忌证：无移位或少量移位骨折，应用此方法，可早期活动，较早恢复足的功能。但对移位骨折，由于未复位骨折可能会遗留足跟加宽，结节关节角减小，足弓消失及足内、外翻畸形等，患者多不能恢复正常功能。

具体操作方法：伤后立即卧床休息，抬高患肢，并用冰袋冷敷患足，24 小时后开始主动活动足距小腿关节，约 5 天后开始用弹性绷带包扎，1 周左右可开始拄拐行走，3 周后在保护下或穿跟骨矫形鞋部分负重，6 周后可完全负重。伤后 4 个月可逐渐开始恢复轻工作。

（2）闭合复位疗法：用手法结合某些器械或克氏针复位移位的骨折。有以下两种方法。

Bohler 法：在跟骨结节下方及胫骨中下段各横穿一克氏针，做牵引和反牵引，以期恢复结节关节角和跟骨宽度及距下关节面，逐渐夹紧则可将跟骨体部恢复正常，透视位置满意后，石膏固定足于中立位，并将克氏针固定于石膏之中。内、外踝下方及足跟部仔细塑形，4～6 周去除石膏和克氏针，开始活动足距小腿关节。此方法由于不能够较好恢复距下关节面，疗效不满意，现已很少采用。

Essex-Lopresti 法：患者取俯卧位，在跟腱止点处插入一根斯氏针，针尖沿跟骨纵轴向前并略微偏向外侧，达后关节面下方后撬起。撬拨复位后再用双手在跟骨部做侧方挤压，侧位及轴位透视，位置满意后，将斯氏针穿入跟骨前方。粉碎性骨折时，也可将斯氏针穿过跟骰关节，然后用石膏将斯氏针固定于小腿石膏管型内。6 周后去除石膏和斯氏针。此方法适用于某些舌状骨折。由于用石膏固定，功能恢复较慢。

（3）切开复位术：可在直视下复位关节面骨块和跟骨外侧壁，结合牵引可同时恢复跟骨轴线并纠正短缩和内、外翻。使用钢板螺钉达到较坚强固定，可使患者早期活动。尽快地恢复足的功能，避免了复位不良带来的各种并发症。

患者体位取单侧骨折侧卧位，如为双侧骨折，则取俯卧位。切口采用外侧"L"形切口。纵形切口位于跟腱和腓骨长短肌腱之间，水平切口位于外踝尖部和足底皮肤之间。切开皮肤后，从骨膜下翻起皮瓣，显露距下关节和跟骰关节，用三根克氏针从皮瓣下分别钻入腓骨、距骨和骰骨后，向上弯曲以扩大显露。腓肠神经位于皮瓣中，注意不要损伤。复位，掀开跟骨外侧壁，显露后关节面。寻找骨折线，认清关节面骨折情况。取出载距突关节面外侧压缩移位的关节内骨块。使用 Schanz 针或跟骨牵引，先内翻跟骨结节，同时向下牵引，再外翻，以纠正跟骨短缩及跟骨结节内翻，使跟骨内侧壁复位，用克氏针维持复位。然后把取出的关节面骨折块复位，放回外侧壁并恢复 Gissane 角和跟骰关节面，用克氏针固定各骨折块。透视检查骨折位置,尤其是 Broden 位查看跟骨后关节面是否完全复位。如骨折压缩严重,空腔较大,可使用骨移植,但一般不需要骨移植。根据骨折类型选用钢板和螺钉固定,如可能,螺钉应固定外侧壁到对侧载距突下骨皮质上,以保证固定确实可靠。少数严重粉碎性骨折,需要加用内侧切口协助复位固定。固定后,伤口放置引流管或引流条,关闭伤口,2 周后拆线。伤口愈合良好时,开始活动,6～10 周穿行走靴部分负重。12～16 周去除行走靴负重行走,逐渐开始正常活动。

(4)关节融合术:严重粉碎性骨折的年轻患者对功能要求较高时,切开难以达到关节面解剖复位,非手术治疗又极有可能遗留跟骨畸形而影响功能。一期融合并同时恢复跟骨外形可缩短治疗时间,使患者尽快地恢复工作。在切开复位时,亦应有做关节融合术的准备,一旦不能达到较好复位,也可一期融合距下关节。手术时用磨钻磨去关节软骨,大的骨缺损可植骨,用钢板维持跟骨基本外形,用 1 枚 6.5 mm 或 7.3 mm 直径的全螺纹空心螺钉经导针从跟骨结节到距骨。

(五)并发症

1.伤口皮肤坏死感染

外侧入路"L"形切口时,皮瓣角部边缘有可能发生坏死,所以手术时应仔细操作,避免过度牵拉。一旦出现坏死,应停止活动。如伤口浅部感染,可保留内置物,伤口换药,有时需要皮瓣转移。深部感染,需取出钢板和螺钉。

2.神经炎、神经瘤

手术时可能会损伤腓肠神经,造成局部麻木或形成神经瘤后引起疼痛。如疼痛不能缓解,可切除神经瘤后,将神经残端埋入腓骨短肌中。在非手术治疗时,跟骨畸形愈合后内侧挤压刺激胫后神经分支引起足跟内侧疼痛,非手术治疗无效时,可手术松解。

3.腓骨肌腱脱位、肌腱炎

骨折后由于跟骨外侧壁突出,缩小了跟骨和腓骨间隙,挤压腓骨长短肌腱引起肌腱脱位或嵌压。手术时切开腱鞘使肌腱直接接触距下关节,或螺钉、钢板的摩擦及手术后瘢痕也是引起肌腱炎的原因。腓骨肌腱脱位、嵌压后,如患者有症状,可手术切除突出的跟骨外侧壁,扩大跟骨和腓骨间隙。同时紧缩腓骨肌上支持带,加深外踝后侧沟。

4.距下关节和跟骰关节创伤性关节炎

由于关节面骨折复位不良或关节软骨的损伤,距下关节和跟骰关节退变产生创伤性关节炎,关节出现疼痛及活动障碍。可使用消炎止痛药物、理疗和支具等治疗,如症状不缓解,应做距下关节或三关节融合术。

5.跟痛

跟痛可由外伤时损伤跟下脂肪垫引起,也可因跟骨结节跖侧骨突出所致。可用足跟垫减轻症状,如无效可手术切除骨突出。

三、关节外骨折

关节外骨折占所有跟骨骨折的30%～40%。一般由较小暴力引起,常不需手术治疗,预后较好。

(一)前结节骨折

前结节骨折可分为两种类型。撕脱骨折多见,常由足跖屈、内翻应力引起。分歧韧带或趾短伸肌牵拉跟骨前结节附着部造成骨折。骨折块较小,并不波及跟骰关节。足强力外展造成跟骰关节压缩骨折较少见,骨折块常较大并波及跟骰关节,骨折易被误诊为踝扭伤。骨折后距下关节活动受限,压痛点位于前距腓韧带前2 cm处,向下1 cm。检查者也可用踇指置于患者外踝尖部,中指置于第5跖骨基底尖部,示指微屈后指腹正好落在前结节压痛点。加压包扎免负重6～8周,预后也较好。

(二)跟骨结节骨折

跟骨结节骨折也有两种类型。一种是腓肠肌突然猛烈收缩牵拉跟腱附着部,发生跟骨后部撕脱骨折;另一种为直接暴力引起的跟骨后上鸟嘴样骨折。(图7-5)骨折移位较大时,跟骨结节明显突出,有时可压迫皮肤导致其坏死。畸形愈合后可使穿鞋困难。借助 Tompson 试验可帮助判断跟腱是否和骨块相连。有时骨块可连带部分距下关节后关节面。骨折无移位或有少量移位时,用石膏固定患足跖屈位固定6周。骨折移位较大时,应手法复位,如复位失败可切开复位,用螺钉或克氏针固定。

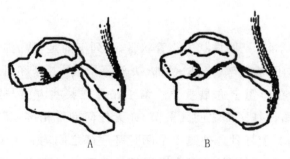

A　　　　　B

图 7-5　跟骨结节骨折

A.撕脱骨折;B.鸟嘴样骨折

（三）跟骨结节内、外侧突骨折

单纯跟骨结节内、外侧突骨折少见且常常无移动位，相比较而言，内侧突更易骨折。骨折常由足内或外翻时受到垂直应力而产生的剪切力作用所致，通过跟骨轴位或 CT 检查可做出诊断。无移位或少量移位时可用小腿石膏固定 8～10 周。可闭式复位，用经皮克氏针或螺钉固定。如果骨折畸形愈合且有跟部疼痛时，可通过矫形鞋改善症状，无效者也可手术切除骨突起部位。

（四）载距突骨折

单纯载距突骨折很少见。按 Sanders 分类，此类骨折为ⅡC 骨折。骨折后可偶见趾长屈肌腱卡压于骨折之中，移位骨块也可挤压神经血管束，被动过伸足趾可引起局部疼痛加重。无移位骨折可用小腿石膏固定 6 周。移位骨折可手法复位足内翻跖屈，用手指直接推挤载距突复位，骨折块较大时也可切开复位。骨折不愈合较少见，不要轻易切除载距突骨块，因为有可能失去弹簧韧带附着而致扁平足。

（五）跟骨体骨折

跟骨体骨折因不影响距下关节面，一般预后较好。骨折机制类似于关节内骨折，常发生于高处坠落伤。骨折后可有移位，如跟骨体增宽，高度减低，跟骨结节内外翻等。此类骨折除常规X 线摄片外，还应行 CT 检查，以明确关节面是否受累及骨折移位情况。骨折移位较大时，可手法复位石膏外固定或切开复位内固定。

第三节　跖 骨 骨 折

跖骨又称脚掌骨，是圆柱状的小管状骨，并列于前足，从内向外依次为第 1～5 跖骨，每根跖骨均由基底部、干部、颈部、头部等构成。5 个跖骨中，以第 1 跖骨最短，同时最坚强，在负重上亦最重要。第 1 跖骨在某些方面与第 1 掌骨近似，底呈肾形，与第 2 跖骨基底部之间无关节，亦无任何韧带相接，具有相当的活动度，它的跖面通常有 2 个籽骨。外侧 4 个跖骨基底部之间均有关节相连，借背侧、跖侧及侧副韧带相接，比较固定，其中尤以第 2、3 跖骨最稳定。第 4 跖骨基底部呈四边形，与第 3、5 跖骨相接。第 5 跖骨基底部大致呈三角形，这两根跖骨具有少量活动度。第 1、2、3 跖骨基底部，分别与 1、2、3 楔骨相接；第 4、5 跖骨基底部，与骰骨相接，共同构成微动的跖跗关节。第 1～5 跖骨头分别与第 1～5 趾骨近节基底部相接，构成跖趾关节。第 5 跖骨基底部张开，形成粗隆，向外下方突出，超越骨干及相邻骰骨外面，是足外侧的明显标志。在所有附着于第 5 跖骨基底部的肌肉中，只有腓骨短肌腱有足够的力量导致撕脱骨折的发生，而不是肌腱断裂。

第 1 与第 5 跖骨头是构成足内外侧纵弓前方的支重点，与后方的足跟形成整个足部的 3 个负重点。5 根跖骨之间又构成足的横弓，跖骨骨折后必须恢复上述关系，以便获得良好负重功能。跖骨骨折是足部最常见的骨折，多发生于成年人。

一、发病机制

跖骨骨折多由直接暴力，如压砸或重物打击而引起，以第 2、第 3、第 4 跖骨较多见，可多根跖骨同时骨折。间接暴力如扭伤等，亦可引起跖骨骨折，如第 5 跖骨基底部撕脱骨折。长途跋涉或行军则可引起疲劳骨折。骨折的部位可发生于基底部、骨干及颈部。

按骨折移位程度，可分为无移位骨折和移位骨折。由于跖骨并相排列，相互支撑，单一跖骨骨折多无移位或仅有轻微移位。但多发跖骨骨折由于失去了相互支撑作用，可以出现明显移位。（图 7-6）

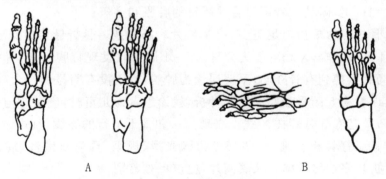

A   B

图 7-6　跖骨骨折类型
A.无移位型跖骨骨折；B.移位型跖骨骨折

按骨折线可分为横断、斜形及粉碎性骨折。按骨折的部位，又可分为跖骨基底部骨折、跖骨颈骨折、跖骨干骨折。

（一）跖骨基底部骨折

最常见的是第 5 跖骨基底部撕脱骨折。骨折常发生在足跖屈内翻时，腓骨短肌腱牵拉将基底部粗隆撕脱。

(二)跖骨颈骨折

骨折常因踝跖屈、前足内收而引起。少部分也可以由直接暴力引起。由于该部血液供应主要来自从关节囊进入的干骺端血管和自跖骨干内侧中部进入的滋养血管,血供相对较差,骨折后愈合较慢。

跖骨颈部还可发生疲劳骨折,因好发于长途行军的战士,故又名行军骨折。骨骼的正常代谢使破骨和成骨活动基本上处于平衡状态,如果对它施加的应力强度增加及持续更长的时间时,骨骼本身会重新塑形以适应增加的负荷。当破骨活动超过骨正常的生理代谢速度后,而成骨活动又不能及时加以修复时,就可在局部发生微细的骨折,继续发展就成为疲劳骨折。多发于第2、3跖骨。

(三)跖骨干骨折

多由直接暴力所致,可为一根或多根,易发生开放性骨折。骨折端多向跖侧成角,受骨间肌的牵拉,骨折端还会有侧方移位。

跖骨骨折任何方向的成角都会出现相应的并发症,如背侧残留成角,则跖骨头部位可以出现顽固性痛性胼胝。跖侧成角残留,可导致邻趾出现胼胝,侧方移位则可以挤压胼间神经造成神经瘤。因此,有移位的骨折应尽量纠正。

二、诊断要点

外伤后足部疼痛剧烈,压痛,明显肿胀,活动功能障碍,纵向叩击痛,不能用前足站立和行走,碾轧伤者可以合并严重的肿胀和瘀斑。

跖骨骨折应常规摄前足正、斜位X线片。跖骨疲劳骨折最初为前足痛,劳累后加剧,休息后减轻,X线可能无异常。3~4周可以发现骨膜反应,骨折线多不清楚,在局部可摸到有骨隆凸,不要误诊为肿瘤,由于没有明显的暴力外伤史,诊断常被延误。第5跖骨基底部撕脱骨折,就诊患者为儿童时,应注意与骨骺相区别,儿童跖骨基底部骨骺在X线上表现为一和骨干平行的亮线,且边缘光滑。成人应与腓骨肌籽骨相鉴别,这些籽骨边缘光滑、规则,且为双侧性,局部多无症状。而骨折块多边缘毛糙。认真阅片,应该不难鉴别。

三、治疗方法

跖骨骨折后,一般侧方移位错位不大,上下错位应力求满意复位。尤其是第1和第5跖骨头为足纵弓三个支撑点的其中两个,因此在第1、5跖骨头骨折中,一定要格外重视,以免影响足的负重。

(一)整复固定方法

无移位骨折、第5跖骨基底部骨折、疲劳骨折应行局部石膏托固定4~6周。

1.手法复位外固定

（1）整复方法：①跖骨基底部骨折或合并跖跗关节脱位。在麻醉下，患者取仰卧位，一助手固定踝部，另一助手握持前足部做拔伸牵引。骨折向背、外侧移位者，术者可用两拇指置足背1、2跖跗关节处向内、下推按，余指置足底和内侧跖骨部对抗，同时握持前足部的助手将前足背伸外翻即可复位。②跖骨干骨折。在适当麻醉下，先牵引骨折部位对应的足趾，以矫正其重叠移位，以另一手的拇指从足底部推压断端，矫正向跖侧的成角。如仍有残留的侧方移位，仍在牵引下，从跖骨之间用拇、示二指采用夹挤分骨手法迫使其复位（图7-7 A、B）。③跖骨颈骨折。颈部骨折后，短小的远折端多向外及跖侧倾斜成角突起移位。整复时，一助手固定踝部，另一助手持前足牵拉，术者两手拇指置足底远折端移位突起部，向足背推顶，余指置足背近折端扶持对抗和按压跖骨头，同时，牵拉前足之助手将足趾跖屈即可。

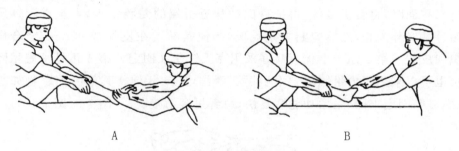

A

B

图 7-7　跖骨骨折整复法

（2）固定方法：整复后，局部外敷药膏，沿跖骨间隙放置分骨垫，用胶布固定后，用连脚托板加牵引的固定方法，即连脚托板固定后，在与跖骨骨折相应的趾骨上贴上胶布，用橡皮筋穿过胶布进行牵拉，并将它固定在脚板背侧。牵引力量要适当，避免引起趾骨坏死。移位严重的多发跖骨骨折，在第1周内应透视检查1次。固定时间6～8周。

2.外固定器复位固定

跖骨骨折也可以采取小腿钳夹固定。操作在X线透视或C形臂下进行。麻醉后，常规消毒，铺无菌治疗巾。跖骨基底部骨折合并跖跗关节脱位者，从跖骨的背、外侧和第1楔骨内下缘进针。不合并跖跗关节脱位者可以固定跖骨的背、外侧和第1跖骨基底部的内缘。固定时先将钳夹尖端刺进皮肤后，在C形臂下复位，选择稳定点进行钳夹。牢固后用无菌纱布包扎，石膏托固定，4～6周后确定骨折愈合去除外固定器，下床活动。（图7-8）

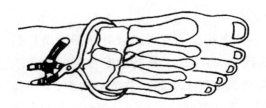

图 7-8　钳夹固定法

3.切开复位内固定

经闭合复位不成功或伴有开放性伤口者,可考虑切开复位内固定。

以骨折部为中心,在足背部做一长约 3 cm 的纵切口,切开皮肤及皮下组织,将趾伸肌腱拉向一侧,找到骨折端,切开骨膜并在骨膜下剥离,向两侧拉开软组织充分暴露骨折端,用小的骨膜剥离器或刮匙,将远折端的断端撬出切口处,背伸患趾用手摇钻将克氏针从远折端的髓腔钻入,经跖骨头和皮肤穿出,当针尾达骨折部平面时,将骨折复位,再把克氏针从近折端的髓腔钻入,直至克氏针尾触到跖骨基底部为止,然后剪断多余克氏针,使其断端在皮外 1～2 cm,缝合皮下组织和皮肤。第 1 跖骨干骨折最好采用克氏针交叉固定。第 5 跖骨基底粗隆部骨折也可以采用张力带固定。术后用石膏固定 4～6 周。其他内固定物如小钢板、螺钉等固定牢固,术后功能恢复快,患者更容易接受。(图 7-9、图 7-10)

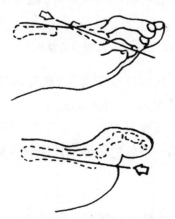

图 7-9　跖骨骨折髓内穿针固定

(二)药物治疗

按骨折三期辨证用药,早期内服活血化瘀、消肿止痛类方剂,如桃红四物汤加金银花、连翘、蒲公英、沙打旺等清热解毒药,肿胀严重者还可以配合云苓、薏苡仁等利湿类药物治疗。中期内服新伤续断汤或正骨紫金丹。后期解除固定后,用中草药熏洗患部,加强功能锻炼。

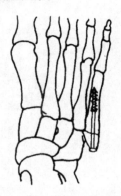

图 7-10　跖骨骨折螺钉固定

（三）功能康复

复位固定后,可做足趾关节屈伸活动。2 周后做扶拐不负重步行锻炼。解除固定后,逐渐下地负重行走,并做足底踩滚圆棍等活动,使关节面和足弓自行模造而恢复足的功能。

参 考 文 献

[1] 刘建宇,李明.骨科疾病诊疗与康复[M].北京:科学出版社,2021.

[2] 张建.新编骨科疾病手术学[M].开封:河南大学出版社,2021.

[3] 邹天南.临床骨科诊疗进展[M].天津:天津科学技术出版社,2020.

[4] 王文革.现代骨科诊疗学[M].济南:山东大学出版社,2021.

[5] 刘洪亮,朱以海,贾先超.现代骨科诊疗学[M].长春:吉林科学技术出版
社,2020.

[6] 孟涛.临床骨科诊疗学[M].天津:天津科学技术出版社,2020.

[7] 王振兴,韩宝贵,金建超,等.骨科临床常见疾病诊断与手术[M].哈尔滨:黑
龙江科学技术出版社,2021.

[8] 张宝峰,孙晓娜,胡敬暖.骨科常见疾病治疗与康复手册[M].北京:中国纺织
出版社,2021.

[9] 孙磊.实用创伤骨科诊疗进展[M].长春:吉林科学技术出版社,2020.

[10] 闫文千.实用临床骨科诊疗学[M].天津:天津科学技术出版社,2020.

[11] 张应鹏.现代骨科诊疗与运动康复[M].长春:吉林科学技术出版社,2020.

[12] 侯斌.骨科基础诊疗精要[M].长春:吉林科学技术出版社,2020.

[13] 张鹏军.骨科疾病诊疗实践[M].北京:科学技术文献出版社,2020.

[14] 容可,李小六.骨科常见疾病康复评定与治疗手册[M].郑州:河南科学技术
出版社,2021.

[15] 葛磊.临床骨科疾病诊疗[M].北京:科学技术文献出版社,2020.

[16] 户红卿.骨科疾病临床诊疗学[M].昆明:云南科技出版社,2020.

[17] 王勇.临床骨科疾病诊疗研究[M].长春:吉林科学技术出版社,2020.

[18] 管人平.骨科常见病诊疗手册[M].天津:天津科学技术出版社,2020.

[19] 朱定川.实用临床骨科疾病诊疗学[M].沈阳:沈阳出版社,2020.

[20] 王磊升,张洪鑫,李瑞,等.骨科疾病临床诊疗技术与康复[M].长春:吉林科学技术出版社,2020.

[21] 贺西京,朱悦.运动系统与疾病[M].北京:人民卫生出版社,2021.

[22] 程斌.现代创伤骨科临床诊疗学[M].北京:金盾出版社,2020.

[23] 王建航.实用创伤骨科基础与临床诊疗[M].天津:天津科技翻译出版有限公司,2021.

[24] 何耀华,王蕾.实用肩关节镜手术技巧[M].北京:科学出版社,2021.

[25] 陈世杰.脊柱外科与骨科疾病诊疗指南[M].昆明:云南科技出版社,2020.

[26] 徐永胜.半月板损伤诊疗与康复[M].赤峰:内蒙古科学技术出版社,2020.

[27] 仝允辉.临床骨科疾病诊断与实践应用[M].南昌:江西科学技术出版社,2020.

[28] 杨庆渤.现代骨科基础与临床[M].北京:科学技术文献出版社,2020.

[29] 张钦明.临床骨科诊治实践[M].沈阳:沈阳出版社,2020.

[30] 廖瑛.骨科围术期快速康复之运动治疗技术[M].天津:天津科学技术出版社,2020.

[31] 王海军.临床骨科诊治基础与技巧[M].天津:天津科学技术出版社,2020.

[32] 谢显彪,涂剑,林调,等.骨科疾病诊治精要与微创技术[M].北京:科学技术文献出版社,2020.

[33] 程省.实用临床骨科诊断与治疗学[M].长春:吉林科学技术出版社,2020.

[34] 倪建龙,宋启春,赵莎妮,等.双 RigidLoop 悬吊钛板重建喙锁韧带联合肩锁韧带修复治疗急性肩锁关节脱位的早期疗效观察[J].创伤外科杂志,2022,24(1):29-34.

[35] 姜春乾,李永全.钢板内固定治疗锁骨骨折的研究进展[J].山西医药杂志,2022,51(9):1007-1009.

[36] 王德斌,毕郑刚.尺骨鹰嘴骨折-脱位解剖力学、损伤特点、固定修复及 3D 技术应用的相关问题[J].中国组织工程研究,2021,25(9):1446-1451.

[37] 李旭,李石伦,韩雪,等.髌骨骨折合并膝关节韧带和半月板损伤手术对双侧膝关节远期功能的影响[J].河北医药,2020,42(13):1979-1982.

[38] 左强.跗骨窦入路内固定治疗跟骨骨折患者的研究进展[J].医疗装备,2021,34(6):189-190.